運動器の
エコー観察
症例集

中村辰三 増田雅保 川村 茂 著

医歯薬出版株式会社

This book was originally published in Japanese
under the title of:

UNDOKI NO EKO KANSATSU SHOUREISHU

(Ultrasonographic observation casebook of the musculoskeletal system)

NAKAMURA, Tatsuzo
　Takarazuka University of Medical and Health Care
MASUDA, Tsuneyasu
　Masuda Judo Seifuku Clinic
　Meiji University of Integrative Medicine
KAWAMURA, Shigeru
　Meiji University of Integrative Medicine

© 2012 1st ed.

ISHIYAKU PUBLISHERS, INC.
　7-10, Honkomagome 1 chome, Bunkyo-ku,
　Tokyo 113-8612, Japan

序　文

　柔道整復業務においても，西洋医学で近年重視されているEBMと同様，根拠に基づいた施術が必要であり，社会的にも求められている．その意味では柔道整復師が施術に際して，超音波観察装置を用いることは有効なツールであり，多くの施術所でも取り入れられつつある．

　著者は，これまで柔道整復師を対象に超音波による運動器の観察について，手引書を著してきた．たとえば「柔道整復師のための超音波観察法」は共著，「入門運動器の超音波観察法」（日本超音波骨軟組織学会編）は一執筆者として著した．この度は数年にわたって実践してきた運動器の超音波観察を症例集としてまとめて上梓することとした．

　近年，柔道整復師の業務に関しては，本来の業務範囲である外傷からかけはなれ，慢性疾患の施術や慰安的施術が多くなっていることは，非常に残念でならない．柔道整復師の臨床において，科学的根拠として超音波観察法が根付くことにより本来の業務への回帰・発展に資するであろうことを祈念している．

　幸いにも装置の発展により，今まで以上に画像も鮮明になっており，さらに施術現場で得られたデータをもとに，「エコー観察のコツやエコー観察のメリット」を最大限に活かせるように「超音波観察のポイント」を具体的にまとめることができたと自負している．エコー観察を目指す施術家にとっては，きっと役に立つものになると確信している．

　また，本症例集の中には多くのX線像やMRI像が掲載されている．日常の施術にあたっては，柔道整復の守備範囲を認識し，診察については多くの医師に照会し，そしてその診断結果をフィードバックしていただき，施術の背景とすることができた．本書の中に使用した各画像については提供された医師および患者様に掲載の同意をいただいたことを付しておく．

　共著者である中村辰三先生はこの領域の嚆矢としてご活躍されてきたが，各疾患の概要部分を担当され，また全編を通してご高閲をいただいた．川村　茂先生は図表を中心に担当され，超音波の理論的な面から全体のチェックをいただいた．

　増田は，超音波観察を系統的にわかりやすく理解されるために，日々経験する数多くの症例から適当と思われる症例を選定することとし，共著者に供覧することでより客観性を高められた．今回は，これまでになく構想から執筆・校正に多大な時間を費やしたが，その反面逆に新しい発見も数々あり，本書ではそれらを随所に反映させることができたと思う．

　今後もさらに多くの施設によって症例が蓄積され，大学などにおいても実験や研究により，超音波観察が施術の一環として発展することを願う次第である．

　なお，本書に表記されている疾患名に関しては，あえて一部整形外科的傷病名も採用しているが，我々の業務を正しく導くために使用したことにご理解いただきたい．また，本書の症例に関しては，あくまで柔道整復業務を遵守し，外傷の程度に差はあるが，明確な負傷原因を認めており，慢性的な疾患ではないことを追記しておく．

　最後に，画像提供にご協力いただいた医師の先生方，そして執筆とともに貴重なご指導をいただいたお二人の先生にはこの場をかりて感謝申し上げる次第である．

2012年8月

増田雅保

運動器のエコー観察症例集

CONTENTS

上肢帯：(1)
1. 肩鎖関節損傷 ……………………………………………………………… 2

上　肢：(2～14)
2. 肩棘上筋腱板損傷（表層断裂） ………………………………………… 6
3. 肩棘上筋腱板損傷（広範囲断裂） ……………………………………… 10
4. 肩棘上筋腱板損傷（腱内断裂） ………………………………………… 12
5. 腱板炎・滑液包炎（1） ………………………………………………… 14
6. 腱板炎・滑液包炎（2） ………………………………………………… 16
7. 石灰沈着性腱板炎 ………………………………………………………… 18
8. 上腕二頭筋長頭腱損傷 …………………………………………………… 20
9. 上腕二頭筋長頭腱部分断裂 ……………………………………………… 22
10. 肩関節後方関節唇損傷 …………………………………………………… 25
11. Bennett損傷 ……………………………………………………………… 27
12. ルーズショルダー ………………………………………………………… 29
13. 上腕部に生じた石灰化 …………………………………………………… 31
14. 上腕骨大結節骨折（2分骨折） ………………………………………… 34

肘　部：(15～19)
15. 上腕骨遠位端部骨折・肘関節通顆骨折 ………………………………… 38
16. 上腕骨内側上顆裂離骨折 ………………………………………………… 41
17. 上腕骨外側上顆炎 ………………………………………………………… 43
18. 肘内側側副靱帯損傷 ……………………………………………………… 45
19. 橈骨頸部骨折 ……………………………………………………………… 47

手　部：(20～23)
20. 橈骨遠位端部骨折 ………………………………………………………… 50
21. 中節骨裂離骨折 …………………………………………………………… 54
22. PIP関節背側脱臼 ………………………………………………………… 56
23. 骨性マレットフィンガー ………………………………………………… 57

下肢帯：(24)
24-①. 上前腸骨棘剥離（裂離）骨折 ………………………………………… 60
24-②. 下前腸骨棘裂離骨折 …………………………………………………… 62

下　肢：(25～29)
25. 大腿骨頸部骨折 …………………………………………………………… 66
26. 変形性股関節症，股関節臼蓋不全 ……………………………………… 69

運動器のエコー観察症例集

CONTENTS

  27. 大腿骨骨化性筋炎 …………………………………………………… 72
  28. ハムストリングスの肉離れ
    ① 外側ハムストリングスの肉離れ ………………………………… 74
    ② 内側ハムストリングスの肉離れ ………………………………… 77
  29. 中間広筋挫傷 ………………………………………………………… 79

▶▶▶ 膝　部：(30 ～ 39) ▶▶▶

  30. 腸脛靭帯炎 …………………………………………………………… 84
  31. 膝蓋靭帯炎 …………………………………………………………… 86
  32. 膝蓋靭帯部分断裂 …………………………………………………… 88
  33. 有痛性分裂膝蓋骨 …………………………………………………… 91
  34. 前膝蓋滑液水腫 ……………………………………………………… 93
  35. Hoffa 病 ……………………………………………………………… 94
  36. 変形性膝関節症に伴う関節水腫 …………………………………… 96
  37. Osgood-Schlatter 病 ………………………………………………… 100
  38. 半月板損傷 …………………………………………………………… 102
  39. 膝 PCL（後十字靭帯）付着部裂離骨折 …………………………… 105

▶▶▶ 下腿部：(40 ～ 41) ▶▶▶

  40. 脛骨疲労骨折 ………………………………………………………… 108
  41. 下腿三頭筋外側頭肉離れ …………………………………………… 111

▶▶▶ 足関節部：(42 ～ 48) ▶▶▶

  42-①. 腓骨螺旋骨折（1） ………………………………………………… 116
  42-②. 腓骨螺旋骨折（2） ………………………………………………… 119
  43. 腓骨先端骨折 ………………………………………………………… 121
  44. 腓骨疲労骨折 ………………………………………………………… 124
  45. アキレス腱炎・微小断裂 …………………………………………… 127
  46. 前距腓靭帯損傷（ATFL）・stage 2 ………………………………… 129
  47-①. 中足骨骨折（1） …………………………………………………… 133
  47-②. 中足骨骨折（2） …………………………………………………… 135
  48. 足底腱膜炎 …………………………………………………………… 137

▶▶▶ 体　幹：(49 ～ 52) ▶▶▶

  49. 頸部捻挫 ……………………………………………………………… 140
  50. 第 6 頸椎圧迫骨折 …………………………………………………… 142
  51. 第 10 肋骨骨折 ……………………………………………………… 144
  52-①. 脊柱起立筋損傷（1） ……………………………………………… 146
  52-②. 脊柱起立筋損傷（2） ……………………………………………… 148

参考文献 …………………………………………………… 150
索　引 …………………………………………………… 151

》》》 観察のヒント 》》》

肩鎖関節－動的な観察も大切 ……………………………… 2
エラストグラフィーによる確認 …………………………… 12
石灰沈着症の読影のコツ …………………………………… 18
超音波観察のメリット1 …………………………………… 20
長頭腱の描出方法 …………………………………………… 23
動的観察のメリット ………………………………………… 25
経過判断の有用性 …………………………………………… 32
炎症と高エコー像・音響学的考察 ………………………… 47
エコーイメージによる徒手整復 …………………………… 51
腱性マレットの保存療法について ………………………… 57
筋肉の超音波観察のコツ …………………………………… 72
新しいソフトウェア・エラストグラフィーによる画像判断 …… 75
ドプラの普及とエラスト画像 ……………………………… 90
膝蓋骨のプローブ走査のコツ ……………………………… 93
超音波観察のメリット2 …………………………………… 99
オスグッド病に対するエコー的分類法 …………………… 101
半月板の超音波観察の多様性・荷重エコー観察法 ……… 103
プローブ走査・エコー観察の手順 ………………………… 109
足関節損傷における複合損傷 ……………………………… 121
骨観察時のポイント・短軸走査のポイント ……………… 126
アキレス腱抽出のコツ ……………………………………… 128
ATFL動揺性の観察・動的観察法 ………………………… 131
ATFL描出のコツ1 ………………………………………… 132
ATFL描出のコツ2・症例から …………………………… 132
疲労骨折の観察時の注意点 ………………………………… 133
所見の取り方 ………………………………………………… 135
足底腱膜の観察 ……………………………………………… 138
肋骨骨折観察の工夫 ………………………………………… 144
腰部観察 ……………………………………………………… 148
腰部エコー観察の限界と工夫 ……………………………… 149

1 上肢帯

1 肩鎖関節損傷

1 上肢帯

肩鎖関節損傷

概要

肩鎖関節炎

肩鎖関節は肩からの転倒や打撲により損傷しやすい．とくに外力が上方から後下方に向かって加えられた時に起こる．軽い外力の場合は肩鎖関節の変形や肩鎖靱帯の損傷もなく，局所に疼痛や腫脹などの炎症症状が起こる．強い外力の場合は脱臼や骨折が発症する．

超音波観察のポイント

肩鎖関節の観察では，おもに関節水腫の存在の有無を確認することが重要である．関節裂隙に無エコー域がみられ，時に水腫により肩鎖靱帯が膨隆していることもある．その他，関節裂隙の狭小化・変形の有無は予後を左右するため，これについても確認する．肩鎖関節の長軸走査にて鎖骨を上方から圧迫することで，動的観察が可能である．時にはピアノキー徴候がみられることもあり，軽度の亜脱臼をみることもある．肩鎖関節炎でも靱帯の軽微な損傷を起因とするものがあり，オーバーユーズや運動により損傷部靱帯はさらに断裂し，関節動揺性を呈することがある．

プローブ走査

肩鎖関節の超音波検査は上方からの長軸走査にて行う（図1-1, 2）．

短軸走査は必要がない場合が多い．関節裂隙の上方には，高エコー像を示す肩鎖靱帯が描出される（図1-3）．またこの時，関節裂隙の距離や肩峰と鎖骨の位置関係が健側と同じであるかどうかにも注目する．

症例1

52歳・男性．腕をよく使う仕事をしており，仕事の際に腕を捻り負傷した．大した痛みなどなかったのでそのまま放置し，仕事に従事していたが，次第に痛みが増してきた．

■臨床所見

左肩鎖関節部に圧痛・腫脹を認め，やや熱感が認められた．上肢挙上に際して痛みを訴えた．

■画像所見（図1-4）

靱帯が膨隆しており，内部には無エコー域の水腫が観察できる．鎖骨の上方移動はなく，脱臼などは否定される．軽度な外傷から生じた肩鎖関節炎である．

観察のヒント　肩鎖関節　─動的な観察も大切

肩鎖関節を観察するとき，動的な観察も大切である．軽度の損傷においても，無理をして安静が保たれない場合，関節の動揺性が出現してくることがあり，時には亜脱臼に移行する．この場合は肩鎖靱帯の損傷が増していることを示しているので，すぐに安静を指導し，固定が必要な時もある．

上肢帯

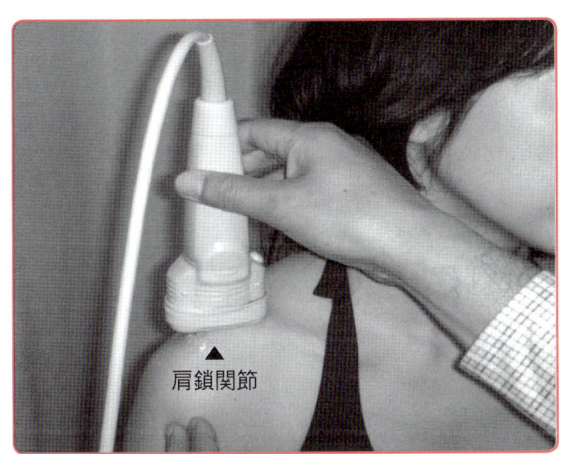

図1-1　肩鎖関節の長軸走査

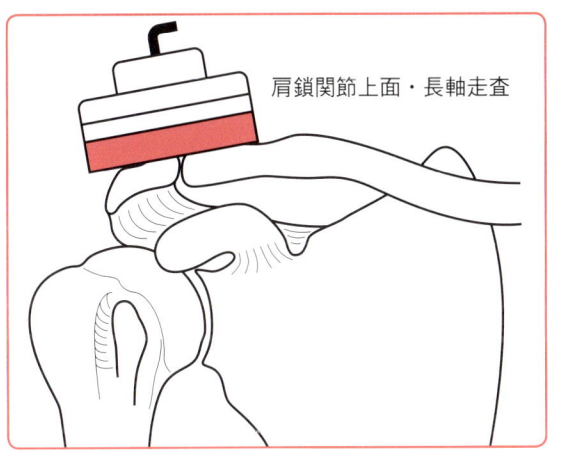

図1-2　プローブ走査の模式図（長軸走査）

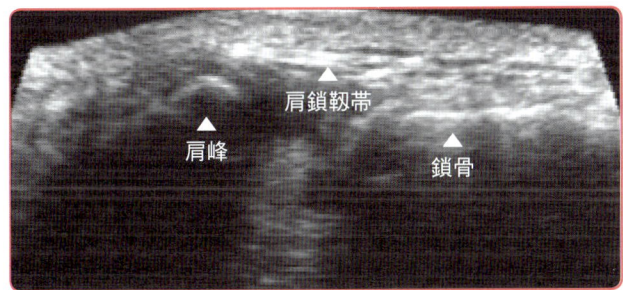

図1-3　肩鎖関節の正常画像（右健側長軸像）

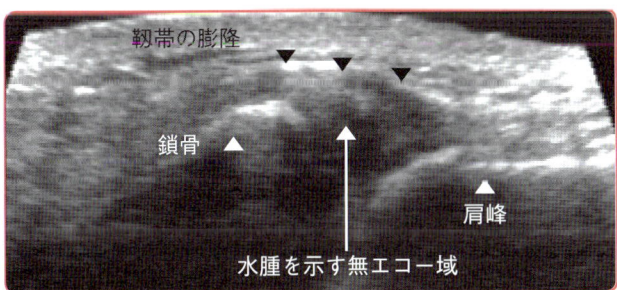

図1-4　肩鎖関節炎（左患側）

2 » 14 上　肢

- 2　肩棘上筋腱板損傷　表層断裂
- 3　肩棘上筋腱板損傷　広範囲断裂
- 4　肩棘上筋腱板損傷　腱内断裂
- 5　腱板炎・滑液包炎（1）
- 6　腱板炎・滑液包炎（2）
- 7　石灰沈着性腱板炎
- 8　上腕二頭筋長頭腱損傷
- 9　上腕二頭筋長頭腱部分断裂
- 10　肩関節後方関節唇損傷
- 11　Bennett 損傷
- 12　ルーズショルダー
- 13　上腕部に生じた石灰化
- 14　上腕骨大結節骨折　2分骨折

2 上　肢

肩棘上筋腱板損傷　表層断裂

概要

棘上筋腱板断裂

　肩回旋筋（棘上筋，棘下筋，小円筋，肩甲下筋）は腱板状となり上腕骨頭に停止する．この回旋筋腱板の内，最も損傷しやすいのは棘上筋腱（上部）で棘上筋腱板断裂といわれる．次に棘下筋，肩甲下筋腱へと損傷が広がる．上腕を挙上していくと棘上筋腱は肩峰に向かって押し付けられ摩擦される．腱と肩峰との間には肩峰下滑液包があり摩擦を防いでいるが，年齢とともに腱板変性や石灰沈着をきたす．若い時は外傷や運動により，50歳代からは変性をベースに外力により腱断裂を発症する．主に腱停止部付近の結節間溝部やその外側部の疼痛と上腕の脱力感がある．

超音波観察のポイント

　棘上筋腱板の観察では，観察肢位とプローブの描出角度が重要である．
　肢位はやや結帯位とする．これにより棘上筋腱板はやや前方へ引きだされ，張力が働き腱板全体が描出され，付着部側から中枢側まで広い範囲の観察が可能となる．この肢位は比較的反射ビームを受信しやすく，腱板を中等度高エコー像として描出できる．さらに結帯肢位を強くすると，一層張力が働き，腱板が明確に映し出される．時には損傷部が離開することもあり，断裂部低エコー像を明確に捉えることも可能である．
　また，短軸走査では，かならず腱板付着部である superior facet（棘上筋腱板付着部）と middle facet（棘下筋腱板付着部）をしっかり確認する．特に末梢から中枢，あるいは中枢から末梢への移動に対して，そのつど腱板に対するプローブ角度に注意する．角度を間違えると，腱板は低エコー像として描出され，微小断裂などは見逃してしまう．かならず関心領域にプローブを垂直にあてて観察する．

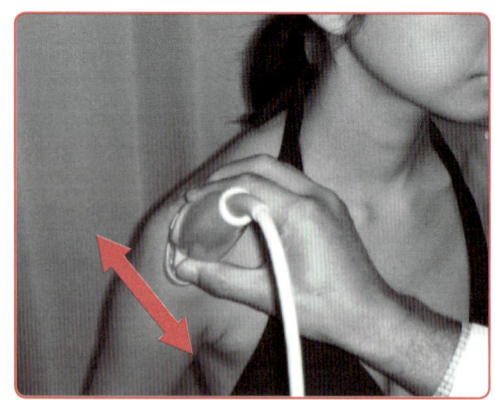

図2-1　棘上筋腱板描出長軸走査

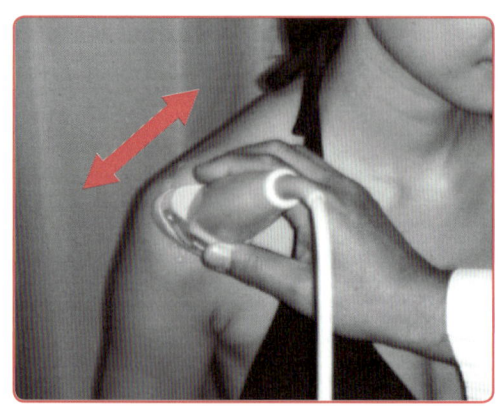

図2-2　棘上筋腱板描出短軸走査

上　肢

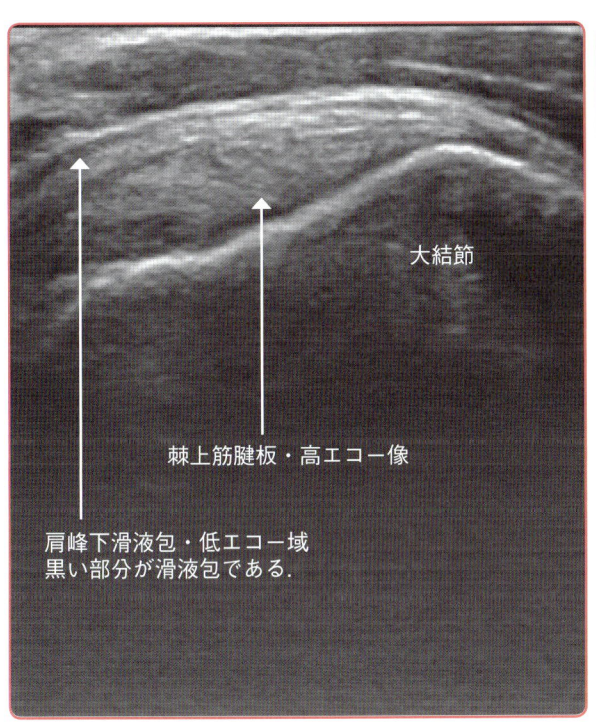

図 2-3　棘上筋腱板の正常画像（長軸像）
　　　　（左肩腱板の正常画像）

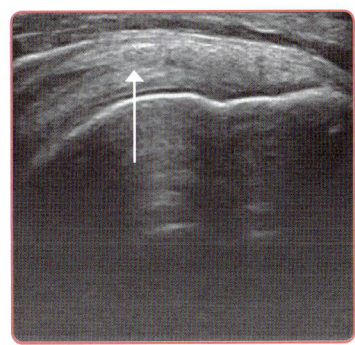

A．結帯位ポジション

棘上筋腱板のやや中枢側に対してプローブを垂直に当てて描出している．腱板内は高エコー像として描出されているのがわかる（矢印）．

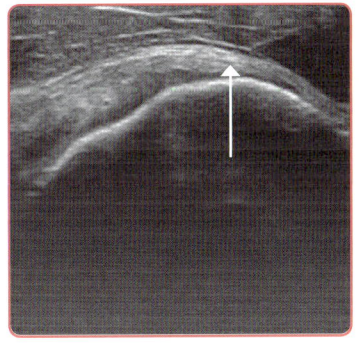

B．腱板伸長位ポジション
図 2-4　正常腱板像（長軸像）

棘上筋腱板をさらに引き出し伸長させ，末梢側を描出している．腱板内は高エコー像として描出されているのがわかる（矢印）．

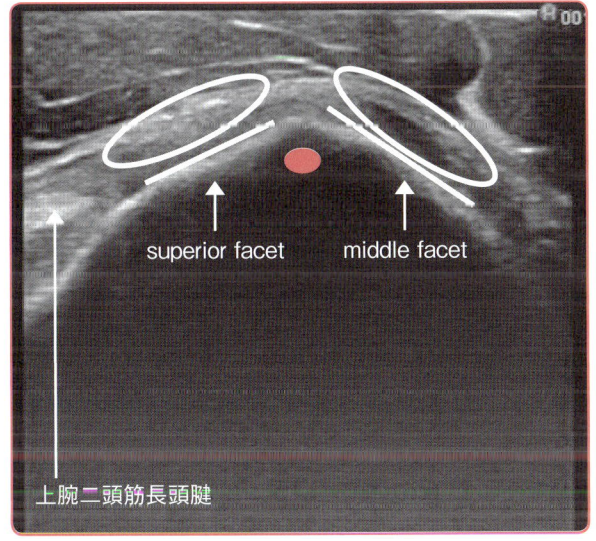

図 2-5　腱板観察時・短軸像におけるランドマーク
　　　　（左肩腱板の正常画像）

短軸走査におけるエコー観察の方法として，ランドマークが非常に重要である．
図中●部（突出部）を目標とする．
棘上筋腱板は superior facet に付着し，棘下筋腱板は middle facet に付着する．

2 肩棘上筋腱板損傷 表層断裂

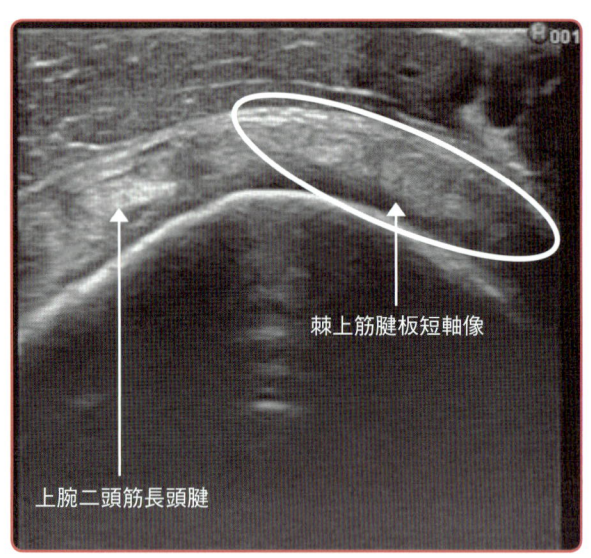

短軸走査におけるエコー観察の方法として，ランドマークが非常に重要である．図のように正確に腱板の位置が明瞭にできると，高エコー像として明瞭に描出することができる．棘上筋腱板の下方・上腕骨は superior facet である．

図2-6 腱板短軸走査における正確なプローブ走査によって得られた画像（左肩腱板の正常画像）

プローブ走査

　棘上筋腱板をしっかりと触知し，図2-1のように長軸にプローブをあて，末梢から中枢へと移動走査して観察する．特に臨床所見（圧痛部位）とエコー像所見が一致するような関心領域を発見したら，そこでプローブを前後させ，損傷部領域を確認する．関心領域では，プローブの角度や方向を変えることにより，損傷部位が明確に判断できる．健側との比較は不可欠である．

　次に，長軸で得られた情報をもとに図2-2のように短軸にてアプローチする．関心領域が短軸像でも一致することで判断の正確さが増す．

　観察にあたり，正常腱板のエコー像（結帯位・やや伸長位），さらにプローブ走査の難しい短軸走査における重要なランドマークについて図2-3〜6に示した．

症例2

　65歳・女性．風呂場で転倒して手をついて負傷した．主訴は右肩痛である．
■臨床所見
　　右肩痛を訴え，上肢の挙上は不能であった．腱板損傷のテスト法であるドロップアームテスト陽性，インピンジメントサイン陽性，ペインフルアークサイン陽性を認めた．
■画像所見
　　図2-7は患側腱板の長軸像であり，△部分が残存した腱板の一部である．▽印部位の表層腱板が断裂し，やや広範囲に及んでいる．図2-8は短軸像であり，▽印部位は深部腱板が一部残存していることを描出している．図2-9,10は腱板観察時の模式図であり，参考にされたい．
■本症例について
　　比較的境界部エコー像が明瞭であり，周囲エコー像もやや整であることから，断裂の既往があり，さらに外傷が加わったのではないかと考えられる．

上　肢

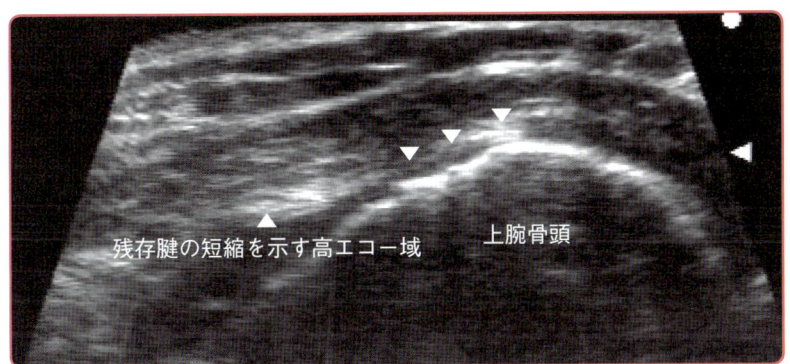

図 2-7　棘上筋腱板長軸像

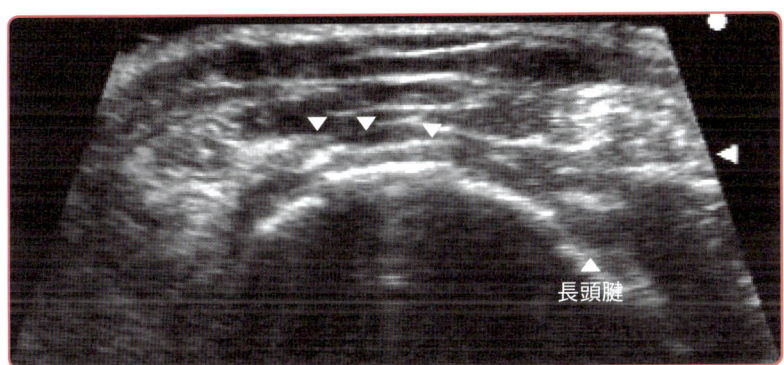

図 2-8　棘上筋腱板短軸像

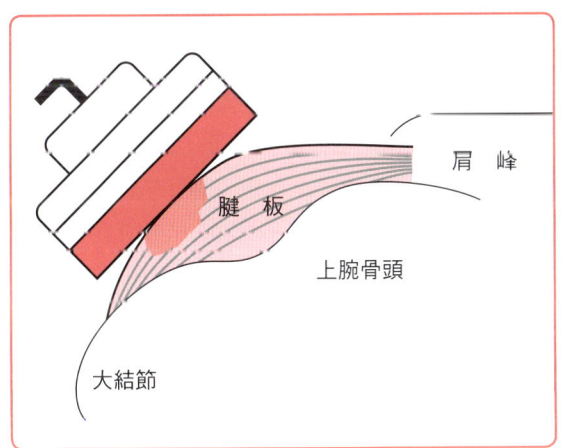

図 2-9　棘上筋腱板描出長軸走査の模式図

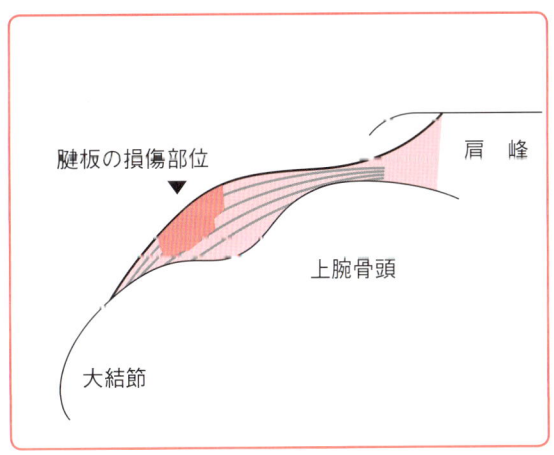

図 2-10　棘上筋腱板損傷の模式図

3 上　肢

肩棘上筋腱板損傷　広範囲断裂

概要

肩回旋筋腱板断裂（全層断裂）
腱板断裂の分類
　不全断裂：滑液包側断裂，関節包側断裂，腱内断裂
　全層断裂：水平（Ⅰ度），垂直（Ⅰ度），混合（Ⅱ度-腱板の1/3断裂），完全断裂（Ⅲ度）
発症時は鋭い痛みが数日続き，夜間痛のため睡眠障害が起こる．疼痛と脱力感が主で労働困難となる．自動運動は肩外転60度まで可能であるが，それ以上は不能となる．ドロップアームサインが特徴となる．

超音波観察のポイント

　プローブワークや観察肢位も重要な要素であるが，画像読影での注意事項として，損傷部・断裂部の低エコー像に加えて周囲エコー性状や境界部エコー性状により，新鮮例か陳旧例か判断する．

症例 3

　85歳・女性．転倒して腕をついて負傷する．肩関節前方脱臼の患者である．整復後，腱板損傷や上腕骨近位骨折がないかを超音波にて観察した．

■画像所見
　健側長軸像（図3-1）では，やや丸みを帯びた腱板がみられる．しかし患側長軸像（図3-2）では，腱板は扁平化し腱板の膨隆は消失している．健側短軸像（図3-4）では，半円状の棘上筋腱板が描出されている．患側短軸像（図3-3）では，棘上筋腱板に部分的に断裂部低エコー域が確認でき，明らかに腱板断裂と推測された．患側画像（図3-3）から，腱板の低エコー域が一部深部まで達しており，部分的に完全に断裂していることが確認される．超音波により，損傷程度・損傷部位・損傷形態など，一定の評価は可能であり，その上で，MRI画像と比較検討すると画像読影力が増す．

■本症例について
　周囲エコー性状が不整であり，境界部エコー像も不鮮明であり，この症例は新鮮例といえる．

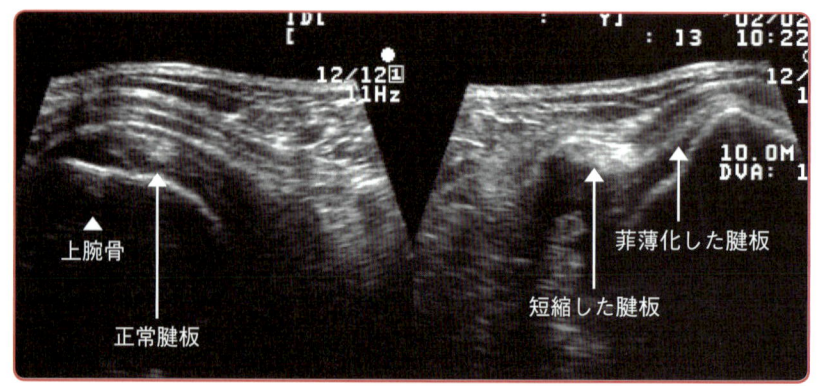

図3-1　健側長軸像　　　　図3-2　患側長軸像

（本来は，左側を近位とするのが基本である．左健側画像については，左右逆である）

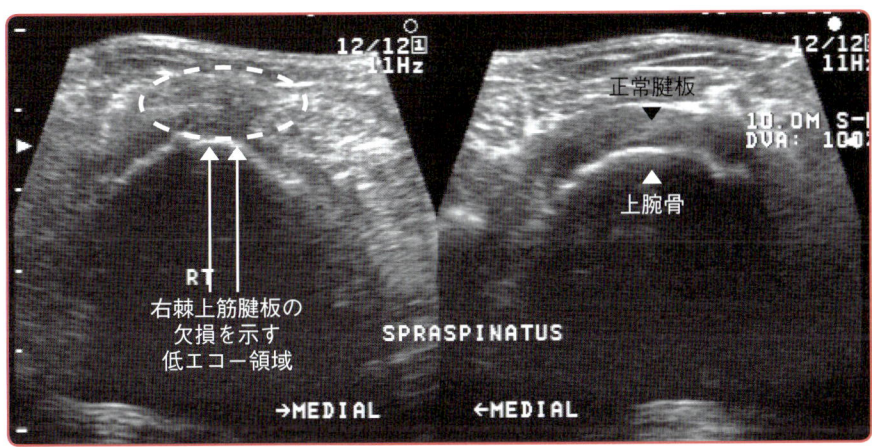

図 3-3　患側短軸像　　　図 3-4　健側短軸像

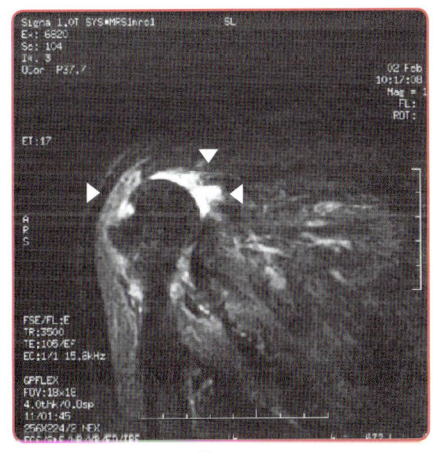

図 3-5では，浸出液が高信号に記録されている．断裂部を通じて関節面から関節液が露出している（▲）ことを意味している．

図 3-5　T2強調画像

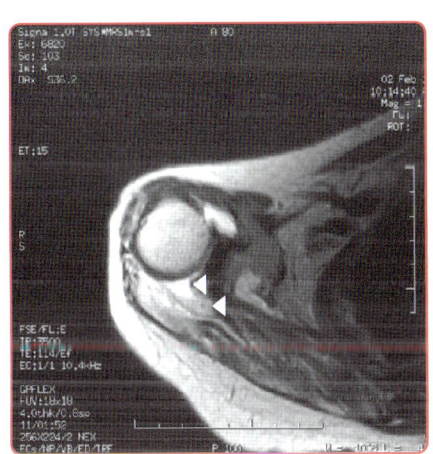

図 3-6　MRI・脂肪抑制画像・冠状断
腱板断裂部に広く高信号を認めている．

4 上肢

肩棘上筋腱板損傷　腱内断裂

超音波観察のポイント

　腱板は中等度の高エコー像として描出されるため，内部低エコー像は腱内断裂と推測される．このとき，境界が明瞭であればやや炎症期をすぎたものか陳旧性と考えてよいと思われる．
　腱が水平に損傷している場合は，結帯位による腱の伸展を中止してみることも必要である．水平断裂では，張力により腱内断裂部が描出されにくくなることもある．臨床では様々な損傷形態がみられるので注意する．滑液包への水腫・effusionの存在は，ほとんどの症例で腱板断裂を示唆している．肩関節前面からの観察をしておくことも大切である．文献的には，腱板断裂においては大結節の不整像がみられることも多いとされる．

症例 4

60歳・男性．転倒して手をついて負傷した．主訴は上肢挙上不可であった．

■臨床所見

　腱板損傷が最も疑われた．ドロップアームテスト陽性，インピンジメントサイン陽性，ペインフルアークサイン陽性であった．

■画像所見

　長軸像（図4-1）では，腱板はやや腫脹し肥厚している．また腱内部に断裂部と思われる低エコー像が認められる．境界不鮮明であり，周囲エコー性状も不明瞭である．明らかに急性外傷を示す画像所見である．さらに短軸像（図4-2）では，一部表層への交通（注の部分）がみられていることから，部分的には断裂部が表層へ及んでいることがわかる．
　図4-3は肩関節外側からの観察であり，大量な滑液包水腫の存在を示す無エコー域を認める．図4-4は，肩関節前面・結節間溝付近の短軸像であり，同様に滑液包水腫の存在を示す無エコー域を認める．

■本症例について

　本症例は腱内断裂と考えられるが，一部表層へと断裂部が交通し，滑液包の滲出液が認められている．プローブの走査線の問題から，かならず短軸走査を行うことが重要である．

観察のヒント　エラストグラフィーによる確認

　腱板断裂において，境界エコー明瞭な低エコー像を，エラストグラフィー（elastgraphy）にて確認したところ，すでに器質化し，組織弾性も高く表示され，硬い物質であったことを確認している．そのため，エコー観察においては，周囲エコー性状も非常に重要な要素である．

上肢

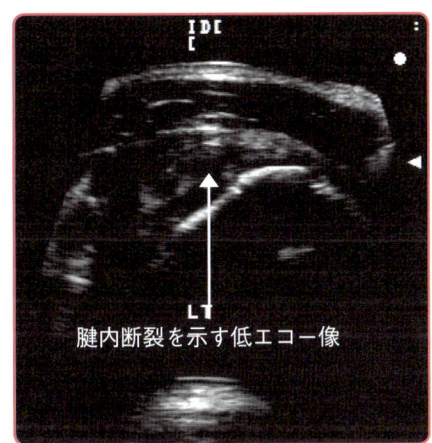

図 4-1 腱内断裂長軸像

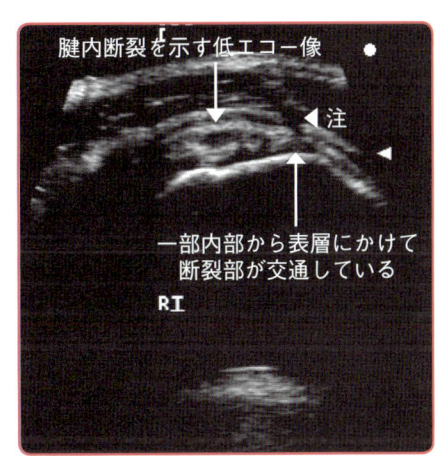

図 4-2 腱内断裂短軸像

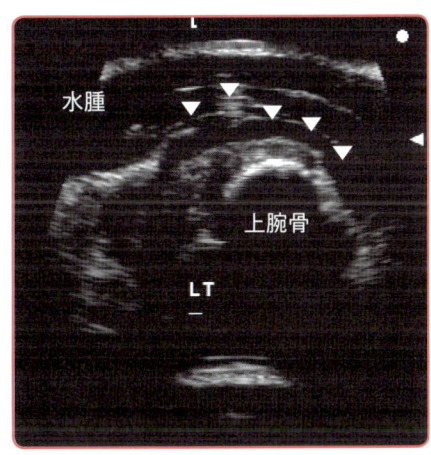

図 4-3 肩峰下滑液包に水腫（長軸像）

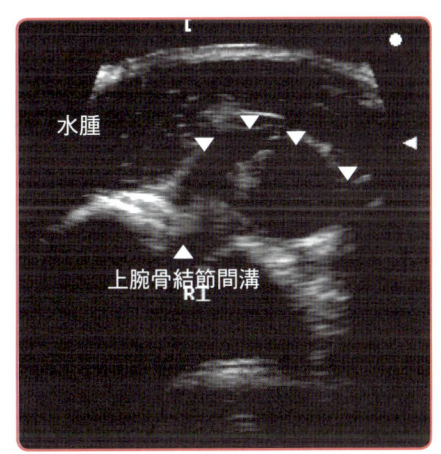

図 4-4 肩峰下滑液包に水腫（短軸像）

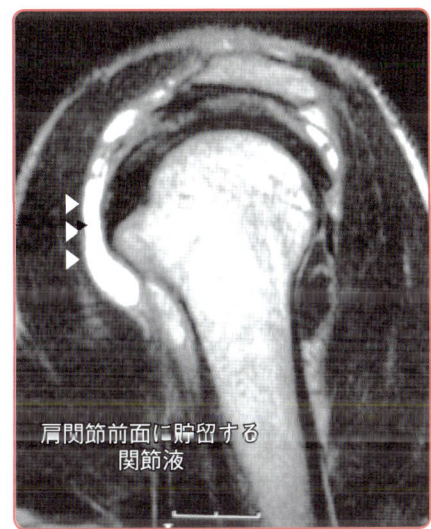

図 4-5 棘上筋腱板断裂　MRI 画像
　　　（T2 強調画像）
肩峰下滑液包に，高信号の関節液の貯留が観察される（△印）．

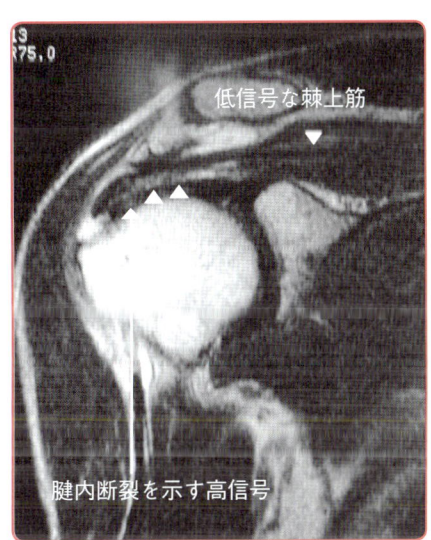

図 4-6 棘上筋腱板断裂　MRI 画像
　　　（T2 強調画像）
やや低信号を示す棘上筋腱板内に，断裂を示唆する高信号が認められる（△印）．

13

5 上　肢

腱板炎・滑液包炎（1）

超音波観察のポイント

　エコー観察では，プローブ走査のみではなく，以下の画像所見にあるようにエコー像の読影が大切である．本症例は反復した外力により，すでに肩峰下滑液包に水腫が貯留していたと考えられ，この点では慢性の症例とされるが，腱内部の不鮮明な画像変化・不整像・腱板肥厚などから二次的な腱板損傷と考えられる．

症例5

　17歳・女性．バレーボールのアタッカーである．最近アタックしようとしたときに，肩に痛みが走った．

■臨床所見

　インピンジメントサイン陽性にして，圧痛も大結節に認められ，棘上筋負荷テストでは疼痛のため，上肢は落下する．ペインフルアークサインも陽性である．

■画像所見

　図5-2は健側短軸像であり，半円状の腱板を高エコー像として認める．内部エコー性状も整である．図5-3は患側短軸像であり，棘上筋腱板上に無エコー域が認められ，水腫とみられる．周囲組織との境界が明瞭であることから，やや陳旧性であると考えられる．

　図5-4は健側長軸像である．図5-5は左患側長軸像であり，短軸像と同様に水腫無エコー域を認めている．しかし，下方の腱板は肥厚し，内部エコーも不整であることから，反復した外力による腱板炎であり，水腫が貯留したものとみられるが，再度外力により腱板損傷を引き起こしたものであると推測される．

　図5-1に示すように，腱板と肩峰下滑液包の位置関係や大きさなど，基礎知識として確認しておくとよい．

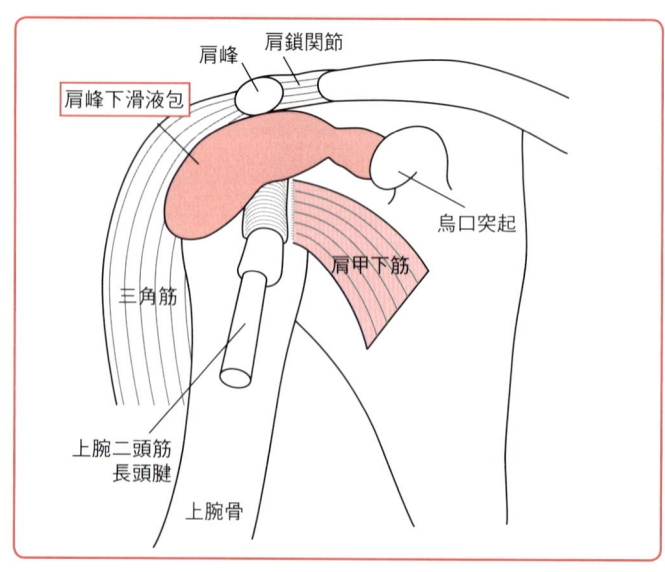

図5-1　肩関節解剖図参考図（肩峰下滑液包）

上　肢

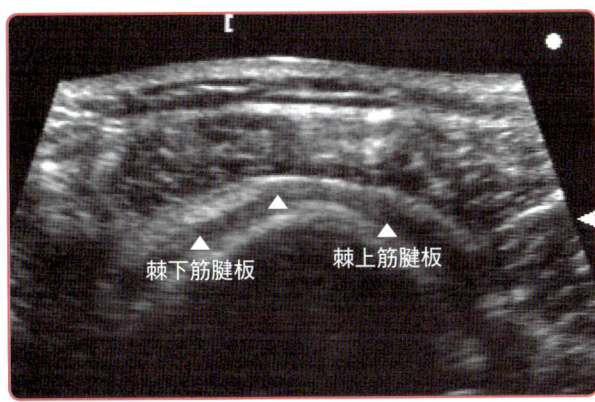

図 5-2　右健側短軸像

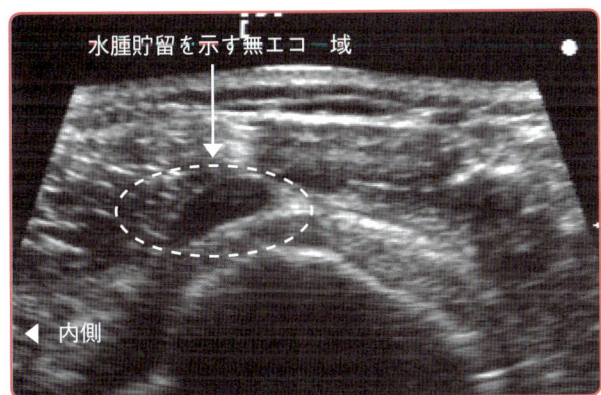

図 5-3　左患側短軸像・滑液包炎のエコー像

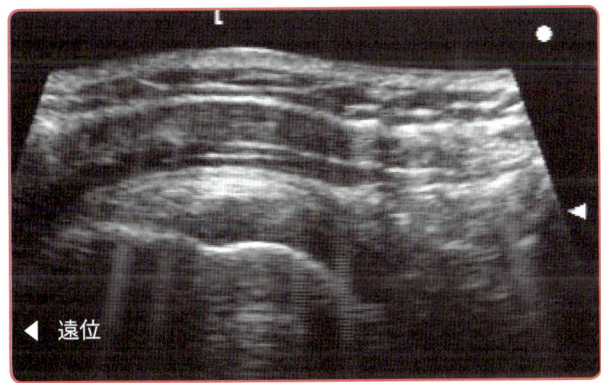

図 5-4　右健側長軸像　左右逆・本来は，左に近位を

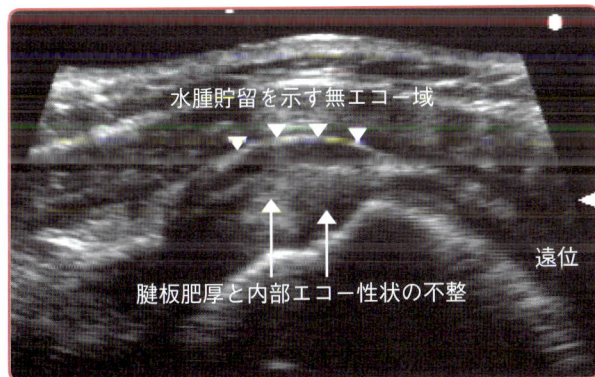

図 5-5　左患側長軸像

15

6 上　肢

腱板炎・滑液包炎 (2)

超音波観察のポイント

ここでは，輝度の変化について説明する．臨床的には，損傷後一定時間すると，炎症所見は高輝度に描出されることが多い．筋・腱など軟部組織の明らかな断裂や損傷では，低エコー像を示すことが多いが，微細な外傷や反復した外力によるものでは，組織弾性の変化や変性，さらに関心領域の温度上昇などによる音響インピーダンスの向上に伴い，高エコー像として描出されることが多い．

症例 6

17歳・男性．バレーのアタッカーであり，アタック直後から腕を上げると痛みが出現し来院した．

■臨床所見

各種テストを行うが，とくにインピンジメントサイン陽性が顕著であり，大結節に圧痛が認められた．さらに棘上筋負荷テストによって痛みが誘発された．

■画像所見

図6-1は健側短軸像であり，棘上筋腱板を描出している．図6-2は患側短軸像である．腱板内に高エコー像を認め，さらにその上方部分の滑液包に不整がみられる．図6-3は健側長軸像である．図6-4に示す患側長軸像にみられる明らかな腱の肥厚・腱内高エコー像は，肩インピンジメントによる炎症性の高エコー像である．滑液包は著しく輝度が上昇し，不整像を呈している．

腱板表層の高エコー像から滑液包の炎症が推測される．一般的に滑液包は，神経・血管に富んでおり，反復した外力により炎症などを引き起こしやすい．そしてまた，長軸像では腱板内部に高エコー像が観察されるが，腱板炎を併発していると考えられる．さらに大結節にかすかに骨性変化も認められる．基礎疾患として，やや慢性的な腱板炎を有していたのではないかと推測できる．

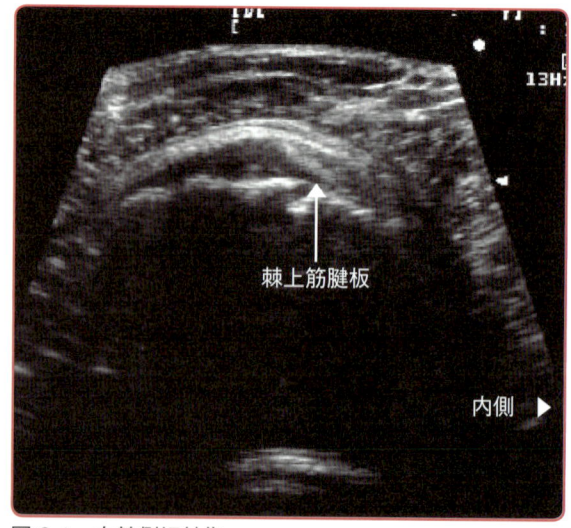

図6-1　左健側短軸像

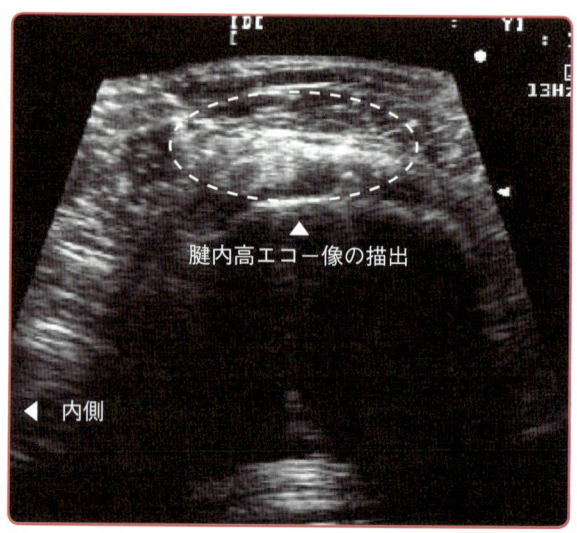

図6-2　右患側短軸像

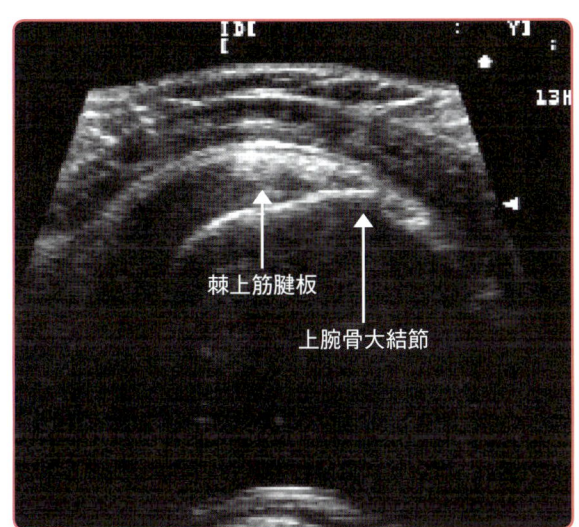

図6-3　左健側長軸像

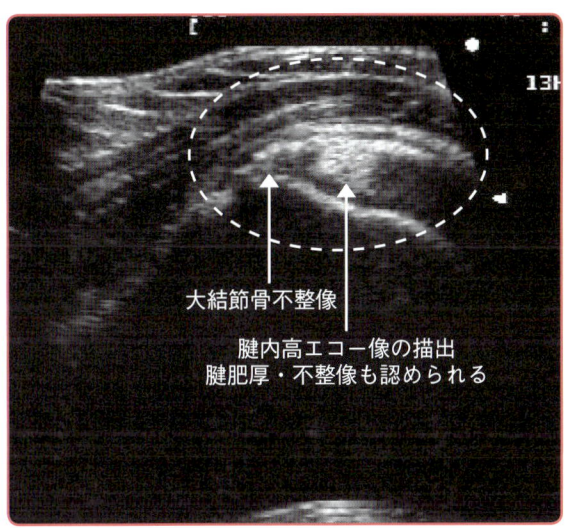

図6-4　右患側長軸像・腱板炎・滑液包炎
　　　（左右逆・本来は左を近位に）

7 上肢

石灰沈着性腱板炎

概要

石灰沈着性腱板炎

関節周囲の腱，腱鞘や滑液包などの軟部組織に石灰沈着が起きるもので肩関節に好発する．石灰性腱炎といわれ，肩関節内で石灰化した物質が移動して，肩峰下滑液包へ漏出・沈着して炎症を起こす．一般的に女性に多い．夜間に突然激痛が生じることが多く，40〜60歳に好発するとされている．五十肩との鑑別が必要である．

超音波観察のポイント

一般的には，石灰沈着は音響インピーダンスの違いから強い高エコー像を示し，音響陰影がみられることから容易に判断できる．しかし，中には石灰沈着の初期像も少なくない．初期では，理学療法にて消炎・鎮痛が可能であり，施術の対象となる．強いストロングエコーを認める石灰沈着では，ステロイドなどの局所への注射が効果的であり，時には，手術的な加療が必要である．

プローブ走査

プローブ走査については，図7-1〜4を参照．

症例7

55歳・男性．突然，夜間寝返りを打ったときに，肩を捻り激痛が出現し，それ以後，自発痛・運動痛を認め，肩関節可動域制限を認めた．以前から肩のだるさはあったと言っているが，特別な所見はなかった．初診時，肩関節の動作が不能であり，熱感・腫脹を認めた．

■**画像所見**

圧痛・腫脹の部位にて音響陰影を認めるストロングエコー（図7-5, 6）を確認したことから石灰沈着症と判断でき，すぐに医師へ診察・X線検査を依頼した．X線像（図7-7）に石灰が認められる．

観察のヒント　石灰沈着症の読影のコツ

臨床では，この症例のようにはっきりと音響陰影を示す石灰沈着もあるが，なかには粉粒状の石灰沈着もあるので注意深く観察する．もやもやした高エコー域として描出されることが多い．プローブ走査にて，もやもやした不鮮明な高エコー像の中にかすかに音響陰影をみつけることができる．輝度もやや高めである．

徒手検査や臨床所見などとともに総合的に検討すれば，容易に判断できる．臨床的に石灰イコール疼痛ではないことも多く，石灰沈着が起因となり外力が加わることによって発症していることも多い．

上　肢

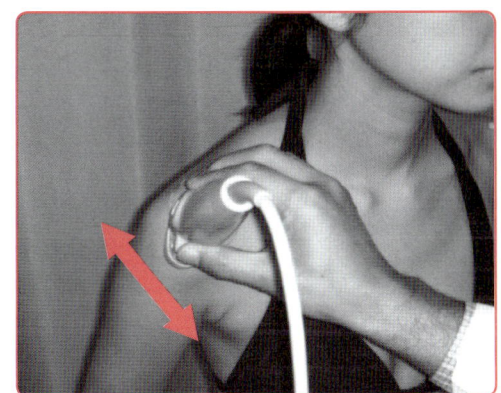

図 7-1　腱板の長軸走査

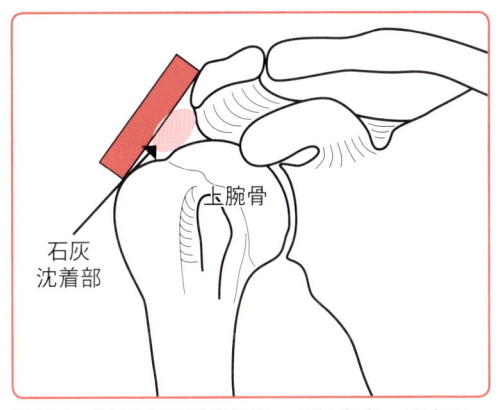

図 7-2　腱板内石灰の描出　長軸走査　模式図

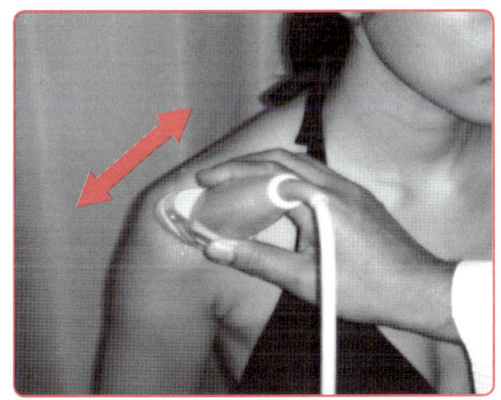

図 7-3　腱板の短軸走査

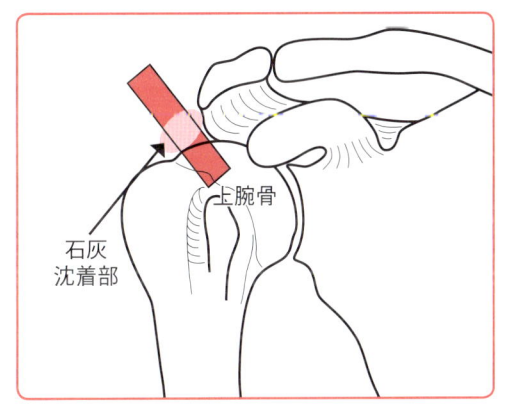

図 7-4　腱板内石灰の描出　短軸走査　模式図

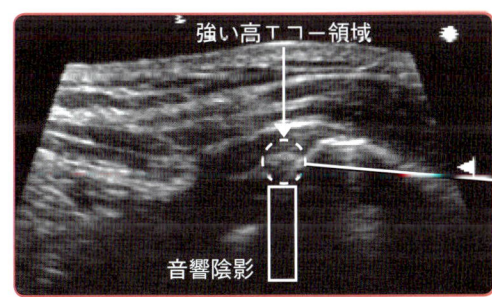

図 7-5　石灰沈着性腱板炎の長軸像

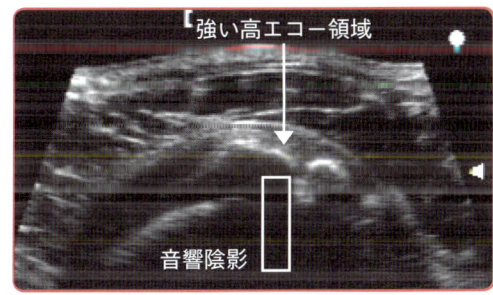

図 7-6　石灰沈着性腱板炎の短軸像

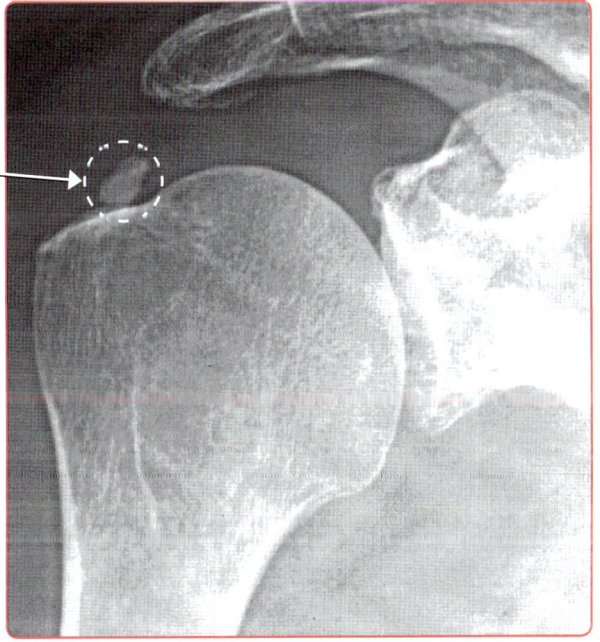

図 7-7　X線像

8 上　肢

上腕二頭筋長頭腱損傷

概要

上腕二頭筋長頭腱損傷

上腕二頭筋長頭腱は肩甲骨関節上結節に起始し骨頭に沿って前外方に向い，結節間溝部で腱鞘内を垂直方向に下っている．上腕の運動により腱鞘内で摩擦が起こり加齢に伴う変性により腱鞘炎や腱損傷が生じる．また腱鞘を固定している横靱帯が弛むと長頭腱は結節間溝部から脱臼を起こすことがある．若年層では急激で激しい運動により筋腱移行部の断裂を起こすことがある．

超音波観察のポイント

関節可動域の大きな関節であり，小さな病変が後々長期的な障害や疼痛や不定愁訴を残すことが少なくない．

プローブ走査

図8-1～4が長頭腱の正常なエコー像・模式図である．観察肢位は上腕下垂位で，内旋・外旋中間位にて，結節間溝を前面に持ってくる．短軸にて結節間溝を上下させながら，腱の形状や腱周囲を観察する．まず短軸からアプローチして，異常部位・関心領域が認められれば，その場でプローブを90度回転させて長軸走査に入る．このさい，短軸で得られた情報と一致するかをチェックする．

症例 8

62歳・女性．風呂場ですべり腕を突いて負傷した．

■臨床所見

視診から肩関節前面に腫脹・発赤が確認できた．圧痛は広範囲にみられたが，長頭腱に顕著な圧痛を認めた．さらに上肢を回旋させることにより痛みが移動するのを確認できた．

■画像所見

図8-5～8は，患側の長軸・短軸像であり，明らかに長頭腱の肥厚が確認される．腱実質の肥厚がみられることから，外傷による長頭腱炎である．

観察のヒント　超音波観察のメリット1

超音波観察を行う上で，メリットのひとつに動的検査法が上げられる．たとえば，長頭腱であれば，短軸像で腱を描出しながら上腕を内旋・外旋することにより腱の脱臼なども判断可能であり，上腕の外旋により，肩甲下筋の損傷なども明らかにできる．そしてまた，大結節や小結節の裂離骨折に伴う骨片の剥離も観察できることがある．

上　肢

図 8-1　長頭腱の長軸走査（右健側）

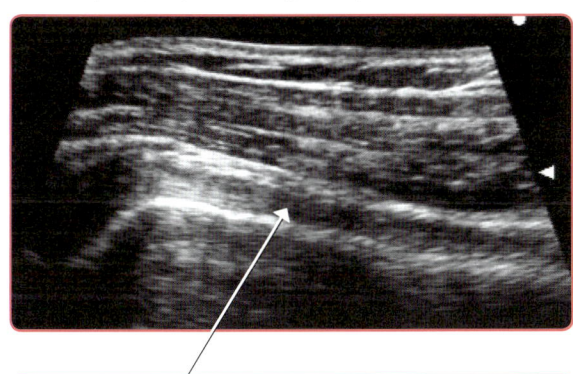

図 8-2　長頭腱の短軸走査（右健側）

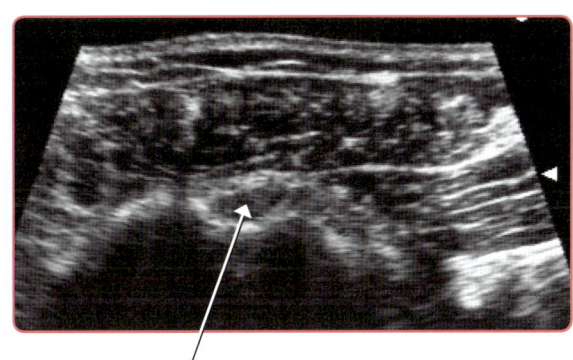

図 8-3　長軸走査

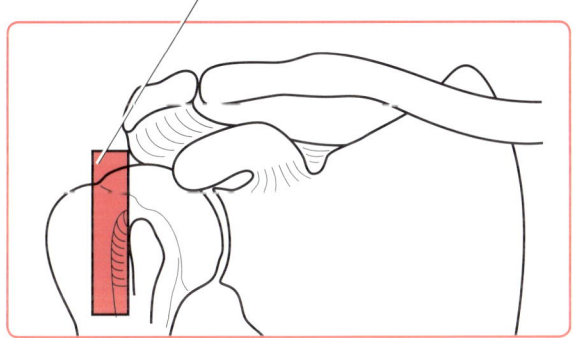

図 8-4　短軸走査

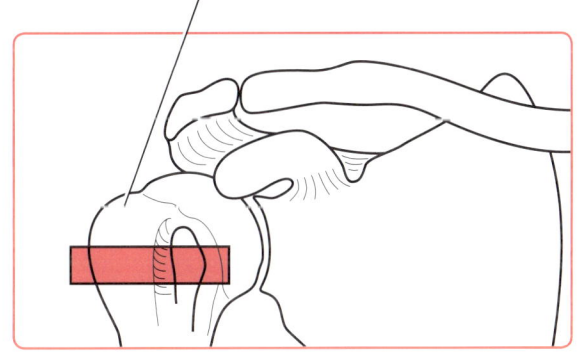

図 8-5　上腕二頭筋長頭腱損傷の長軸像

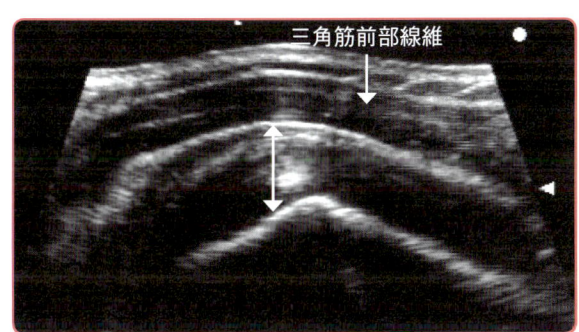

図 8-6　上腕二頭筋長頭腱損傷の短軸像

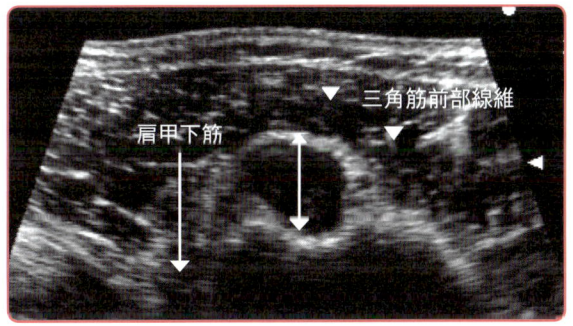

図 8-7　長頭腱炎の模式図　長軸走査（左患側）

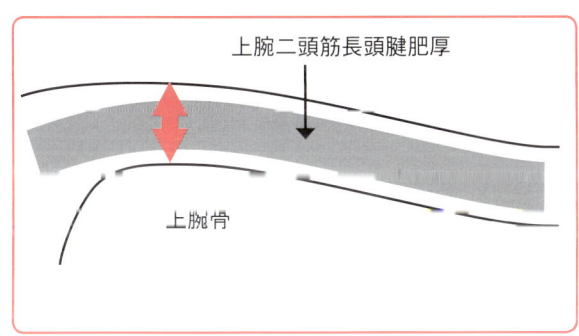

図 8-8　長頭腱炎の模式図　短軸走査（左患側）

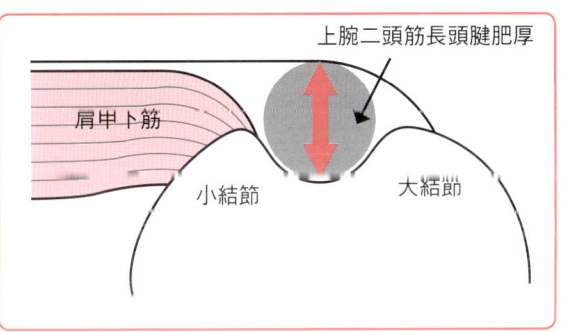

9 上　肢

上腕二頭筋長頭腱部分断裂

超音波観察のポイント

観察の順序としては，短軸走査から入ると，円形状の長頭腱を高エコー像として描出しやすい．このとき低エコー像として描出されれば，プローブの角度を変える．

高エコー像として描出した長頭腱において，低エコー像が確認されれば腱の部分的な損傷・断裂と推測される．その他，腱の肥厚や周囲腱鞘の水腫・effusionを確実に見極める．

長頭腱損傷の病態を詳細に把握することが大切である．その他，大きな外力による損傷においては大結節や小結節の裂離骨折・不全骨折なども見逃してはならない．

プローブ走査

短軸走査にて結節間溝部を描出し（図9-1），プローブを上下させて円形状の長頭腱を描出する．その後，関心領域を長軸走査にて観察する（図9-2）．図9-3〜4を参照．

症例9

37歳・男性．ドラム缶を両手で持ち上げようとして，左腕の前面に痛みが走った．痛みは軽度であったが，次第に疼痛が増強してきた．主訴は結節間溝部の疼痛であった．

■臨床所見

圧痛は長頭腱上に強く認められたため，ヤーガソンテスト，スピードテストを行うと明らかに陽性所見を認めた．

■画像所見

図9-5は健側短軸像であり，結節間溝内に円形状の高エコー域が観察される．しかし図9-6の患側短軸像では，横靭帯が押し上げられるように腱は肥厚し，肥厚した腱内部に部分的に低エコー域がみられる．やや小結節側に断裂部位があると推測される．図9-7は健側長軸画像，図9-8は患側長軸像である．

正常な長頭腱は，上腕骨にはりつくように，帯状の高エコー像を呈している．その上方には三角筋前部線維が描出される．

健側画像では，帯状の長頭腱が描出されており，内部も均一な高エコーを呈している．しかし患側画像では，腱内に部分的に低エコー域が確認される．明らかに長頭腱の部分断裂と判断できる．

■本症例について

臨床所見および超音波観察の結果から，腱内部分断裂と推測される．

上 肢

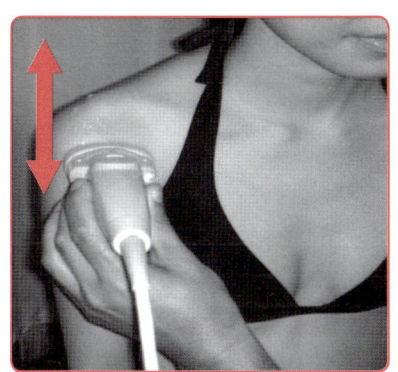

図9-1　長頭腱の短軸走査

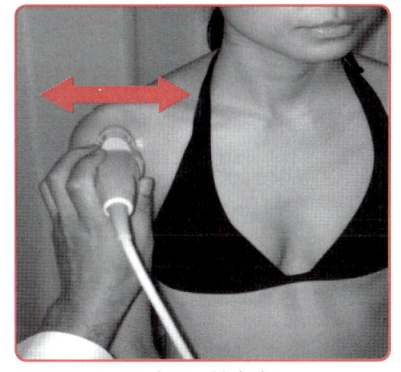

図9-2　長頭腱の長軸走査

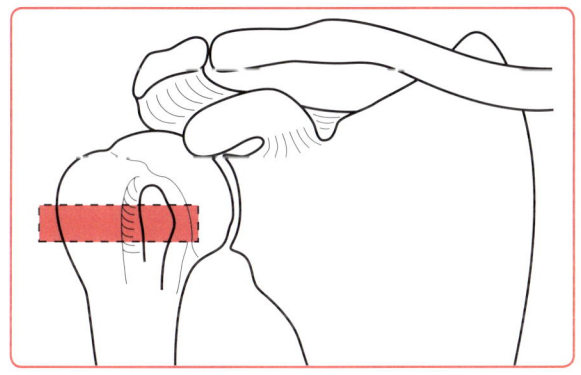

図9-3　短軸走査の模式図

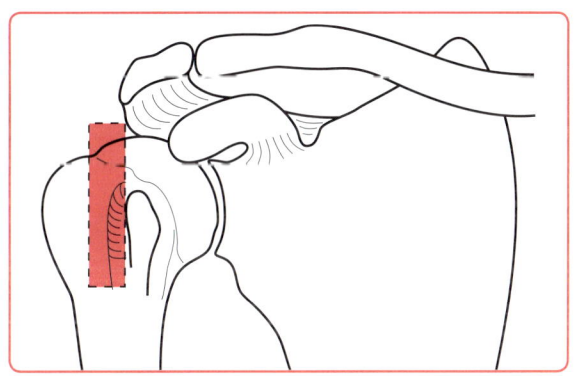

図9-4　長軸走査の模式図

>>> **観察のヒント** >>> **長頭腱の描出方法** >>>

　長頭腱は肩関節中間位で前面から観察する．短軸走査では，結節間溝がすぐに確認できるため比較的容易であるが，このとき腱が高エコー像として描出できるようにプローブの角度に注意する．かならず高エコー像として描出されるので，低エコー像として描出された場合は，プローブの角度を変えて確認する．次に長軸走査に移る．大結節あるいは小結節を描出し，内側あるいは外側にプローブを移動させると，帯状の高エコー像として長頭腱が描出される．
　関心領域に垂直にプローブ走査を行うことにより，帯状の高エコー像として長頭腱の確認ができる．

9 上腕二頭筋長頭腱部分断裂

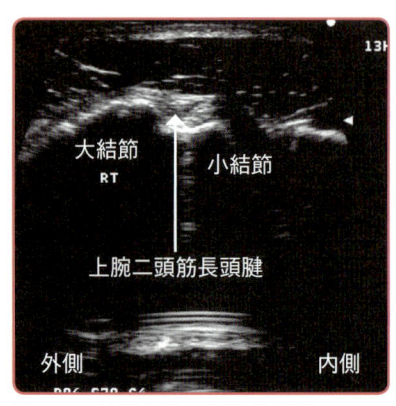

図9-5 健側上腕二頭筋長頭腱短軸像

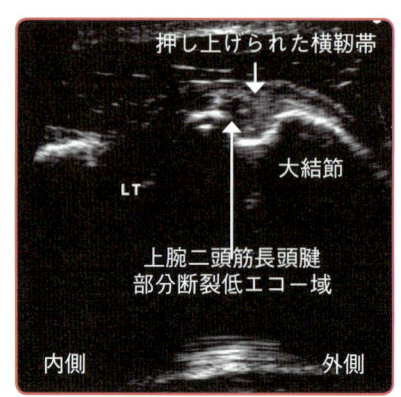

図9-6 患側上腕二頭筋長頭腱部分断裂短軸像

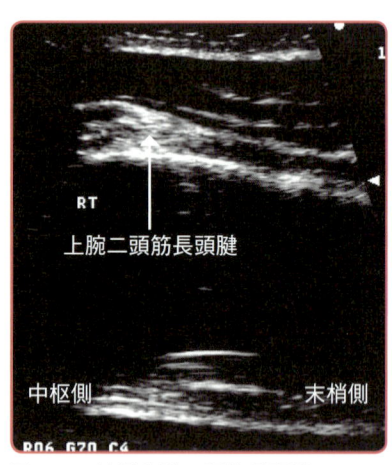

図9-7 健側上腕二頭筋長頭腱長軸像

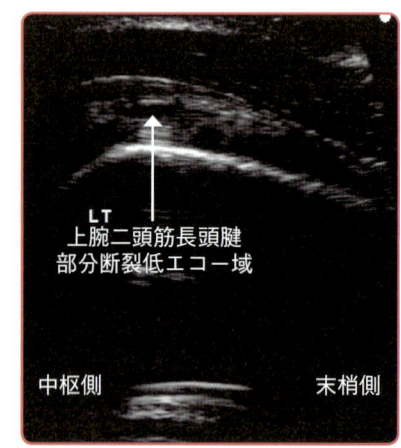

図9-8 患側上腕二頭筋長頭腱部分断裂長軸像

10 上肢

肩関節後方関節唇損傷

超音波観察のポイント

超音波観察においては観察肢位とともに，静的，動的の観察それぞれに特徴がある．
静的観察法は関心領域の形状・性状（内部エコー等）をみるものであり，動的観察法は関心領域の形態的・動的な状態を観察するものである．
動的観察法は非常に重要であり，臨床では特に役に立つ．

プローブ走査

図10-1は肩関節後方を観察している様子であるが，右図はやや内転を強めて観察している．腕を前で交差させるようにして後方から観察すると，関節唇が伸展され緊張するため，明瞭な画像を描出しやすい．長軸走査にて観察することが多いが，ときには，Bennettなど骨性変化のある症例には短軸走査も追加する．

症例10

15歳・女性．バドミントンの選手である．ラケットを後方へ引き腕を水平伸展したときに痛め，投球動作でいうコックアップ時に痛みがみられる．

■臨床所見

主訴は肩関節痛である．肩関節を水平に伸展すると肩関節後方に疼痛を呈する．圧痛も肩関節後方，しかもやや深部に認められた．

■画像所見

健側長軸像（図10-2）と患側長軸像（図10-3）を示す．患側では，三角形状の関節唇の内部に損傷による低エコー像が認められる．さらに腫脹のためか，やや肥厚しているのがわかる．中程度の高エコー像として描出される関節唇であるが，患側ではやや腫脹がみられ，内部エコーの不整・低エコー像が観察され，後方関節唇の損傷が疑われた．上腕骨を動かしながら関節唇を動的に観察すると，その動きに関節唇がリンクしていないことが確認され，関節唇の剥離については否定的であったため，MRI検査は実施せずに，理学療法を継続しながら経過をみた．図10-4の画像は約1ヵ月後の画像であり，関節唇の腫脹も消失し，疼痛もなくなったため，通常の生活に戻った．

> **観察のヒント　動的観察のメリット**
>
> 動的観察法は，超音波観察の特筆すべき長所といえる．関節靱帯断裂による関節動揺性のチェック，肩関節のSLAP損傷，あるいはルーズショルダーなど，たくさんの症例に用いることができる．本症例のように後方関節唇においてもプローブを当てた状態で上腕を内転させながら観察することにより，損傷程度がより明確に把握できる．

10 肩関節後方関節唇損傷

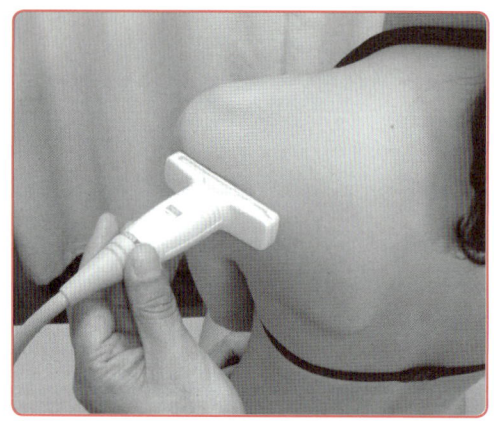
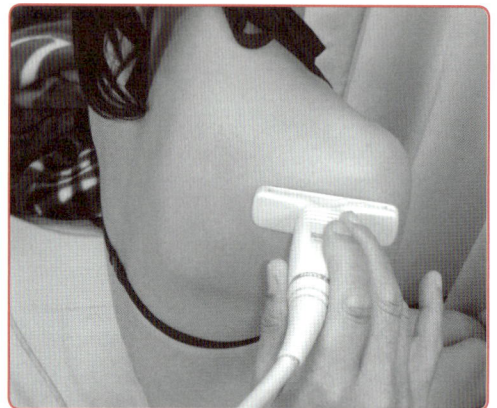

図 10-1　後方からの肩関節後方関節唇へのプローブ走査（右観察風景は，やや内転を強めている）

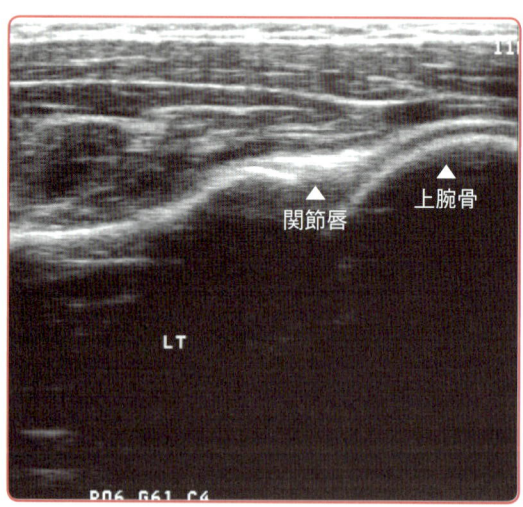

図 10-2　健側後方関節唇長軸像

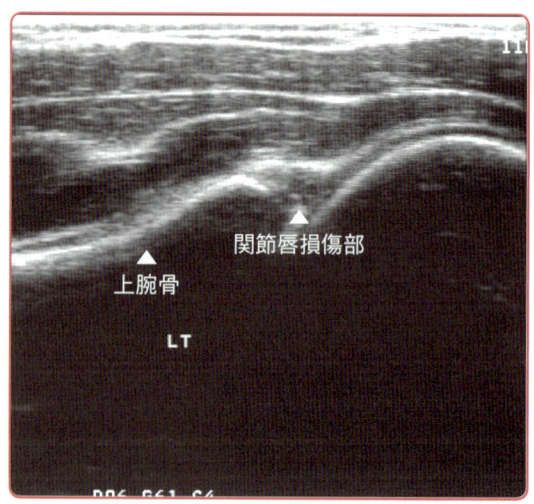

図 10-3　患側後方関節唇長軸像・部分損傷

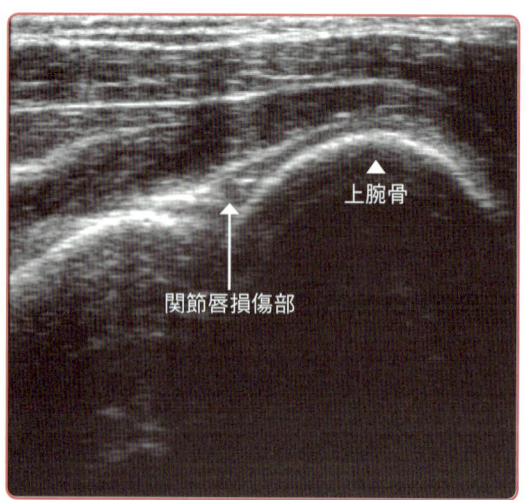

図 10-4　患側　後方関節唇　施術後経過エコー像・約 1 ヵ月後

11 上　肢

Bennett 損傷

概要

Bennett 損傷
関節窩後下方傷害といわれ，骨増殖により骨棘が生じる．とくに上腕三頭筋長頭腱起始部や関節窩後下縁の骨棘により，腋窩神経の絞扼を助長するためと考えられている．

超音波観察のポイント

症例10 肩関節後方関節唇の観察法と同様に，長軸走査のみでの骨性変化を確認するだけでなく，短軸走査が必要である．骨棘の大きさや形状などを明確に把握することができる．

プローブ走査

棘下筋から徐々に外側へプローブを移動走査して肩関節後方部分を観察する（図11-1）．関心領域の確認後，プローブを扇状に走査し短軸にて観察する（図11-2）．

症例11

28歳・男性．野球の選手であり，投球練習を重ねるにつれて次第に痛みが強くなり，全力で投球したときに肩関節後方に激痛が走り来院した．

■臨床所見

主訴は右肩痛であり，とくにコッキング期に疼痛が顕著である．肩関節水平伸展において肩関節後方に疼痛を認めた．肩関節内転による伸張痛も出現していた．触診においても同部位に圧痛を認めたが，そのほか特別な所見はみられなかった．問診と圧痛部位から肩関節後方の超音波観察を実施し，明らかな骨増殖像が確認できた．

■画像所見

図11-3は健側長軸像であり，上腕骨頭・三角形状の高エコー像である関節唇が認められる．図11-4ではやや関節唇の腫脹を認めるも，その付着部である関節窩に骨増殖像・不整像・膨隆がみられる．Bennett損傷と推測される．図11-5と図11-6を比較すると，関心領域である肩甲骨関節窩の短軸像において骨の異常増殖と骨膨隆を確認できた．

さらに外傷による炎症性の高エコー像と棘下筋の肥厚も認められる．

11 Bennett 損傷

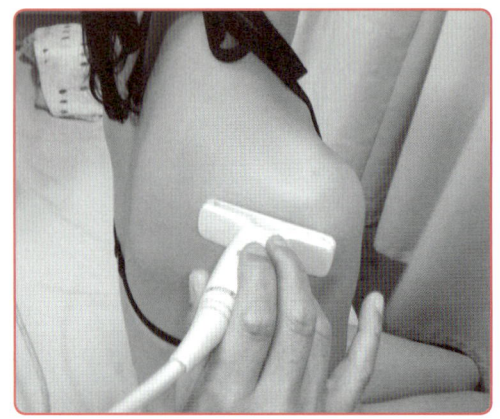

図 11-1 患部を描出する際の長軸走査

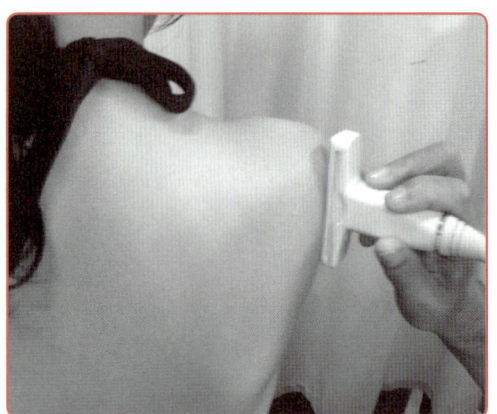

図 11-2 患部を描出する際の短軸走査

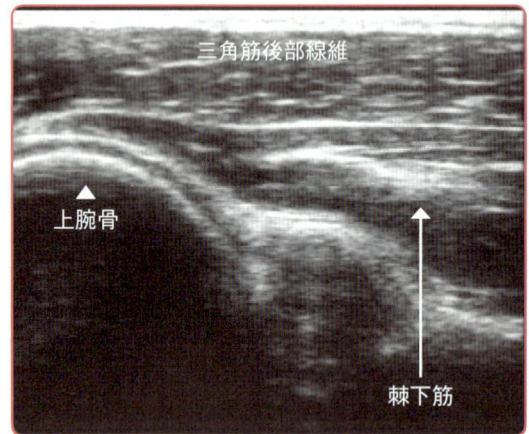

図 11-3 健側肩関節後方関節窩長軸像

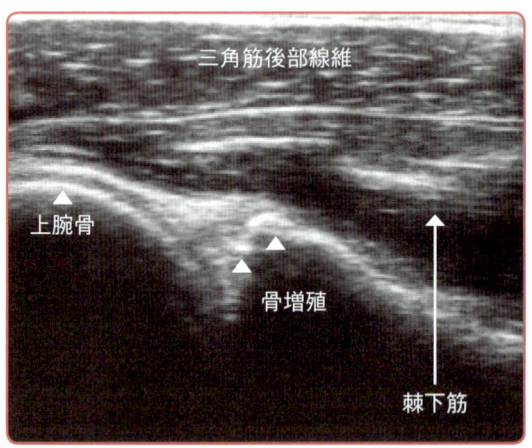

図 11-4 患側後方関節窩の骨不整・骨増殖像

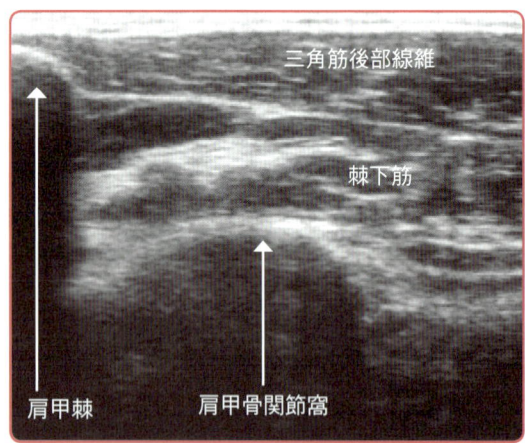

図 11-5 健側肩関節後方関節窩短軸像

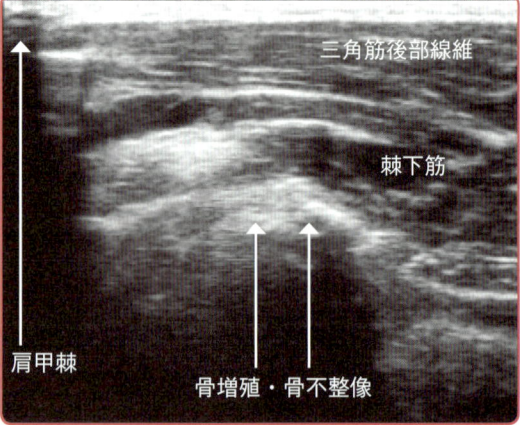

図 11-6 患側後方関節の骨不整・骨増殖像

12 上肢

ルーズショルダー

概要

ルーズショルダー（動揺性肩関節）

投球やバレーでのスパイクなどのオーバーアーム動作を頻回に行うスポーツ選手や 10 ～ 20 歳代の女性に多くみられる肩関節の不安定症を動揺性肩関節という．上肢の牽引や重い物を持ち上げる動作などで，だるさ，亜脱臼様の不安定感，疼痛を訴えることがある．全身の関節弛緩を示すこともある．原因は不明である．筋力の増強により改善するとされる．

超音波観察のポイント

簡便な方法としては，動的観察法にて肩峰と上腕骨大結節を描出し，（プローブをしっかり固定する）sulcus test を行う．その他の方法として，正確性を期すために上腕に 3 ～ 5kg の重錘を装着し，3 分間程度経過したのち肩峰−上腕骨大結節間の距離を測定する．

先天性のものであるが，肩関節周囲筋の強化によりルーズショルダーの改善は可能である．患者がスポーツ競技者であれば，静的観察法によって正確な距離を残すことが必要である．

プローブ走査

図 12-1 は，左右とも 3kg の重錘により 3 分から 5 分負荷を与え，負荷前と負荷後の肩峰と上腕骨大結節との距離を比較する．かならず左右を比較することが大切である．時間的に制約がある場合は，エコープローブを肩外側にあて sulcus test にて動的超音波を観察する．前後方向のエコー観察は動的観察法で実施するが，下方へのルーズは重錘負荷による静的観察法で正確に判断できる．

症例 12

35 歳・男性．日頃から野球をしているが，投球時，突然肩が抜けるようになったといい，疼痛を訴え受診した．

■臨床所見

特別顕著な所見はみられなかったが，肩関節の前後方向および下方へのルーズを触知した．

■画像所見

図 12-2，3 は負荷前画像と負荷後画像であり，肩峰から上腕骨大結節の距離を計測し比較する．この際，とくに正確性を期すため画像を保存し，ランドマークから正確に計測する．エコー像およびX線像（図 12-4）からも明らかなように肩関節の下方への動揺性が認められる．画像が示すようにルーズショルダーが認められた．本症例は，multidirectionaly instabilty（多方向性の動揺性）を示していた．

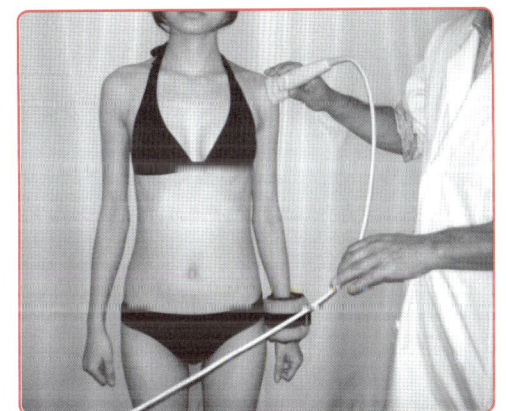

図 12-1　ルーズショルダーに対する，静的ストレスを加えながらの超音波プローブ走査

12 ルーズショルダー

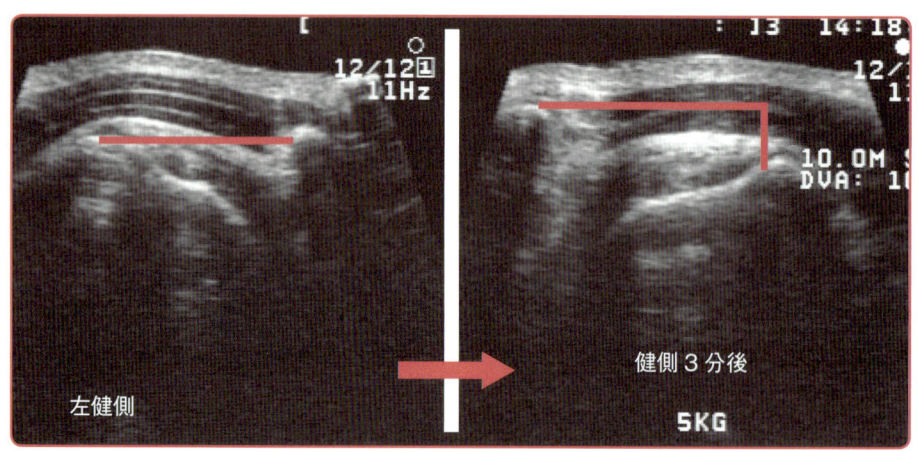

図 12-2 負荷後エコー像（健側）
3 分間・5kg の重錘負荷を行い，下方への下垂距離を計測する．

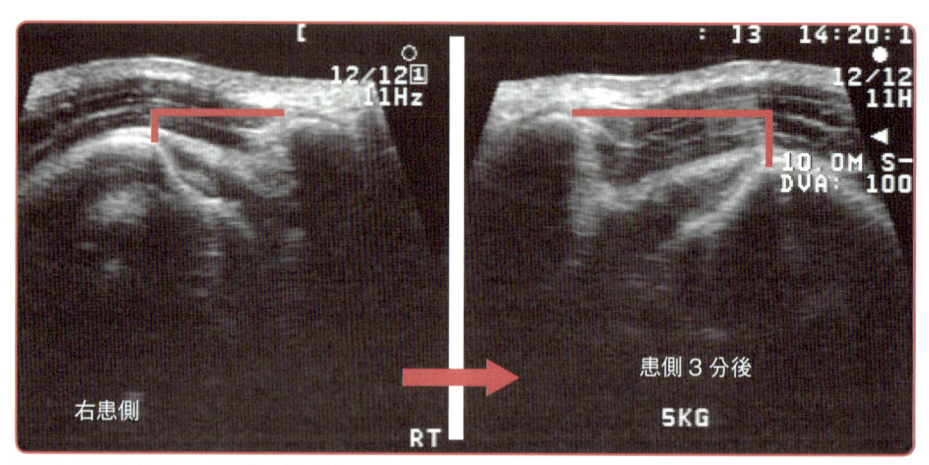

図 12-3 負荷後エコー像（患側）

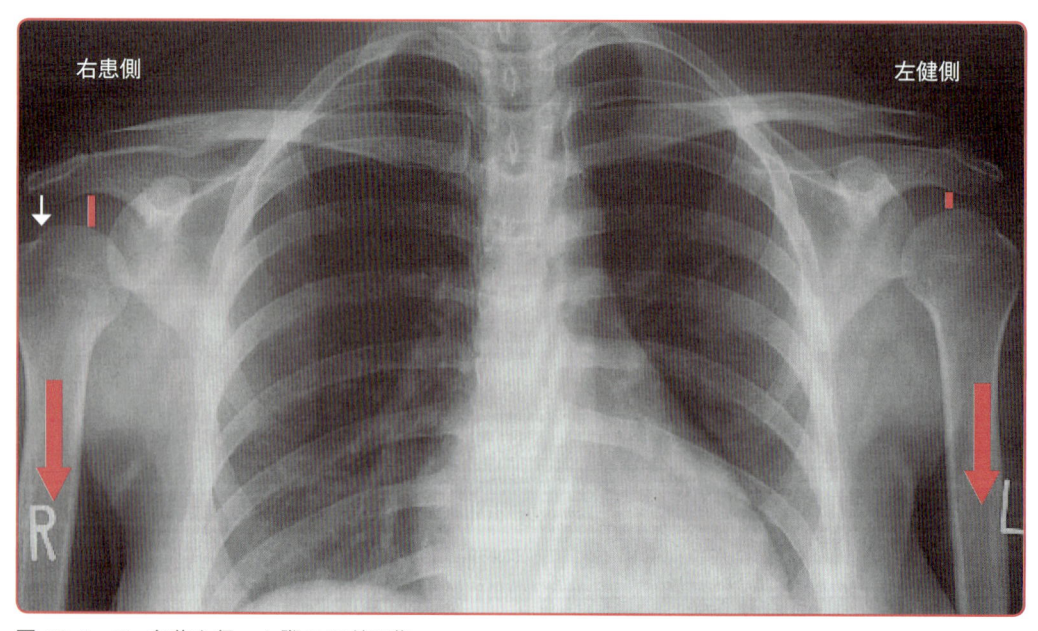

図 12-4 5kg 負荷を行った際の X 線画像
X 線でもルーズショルダーが認められた．

13 上肢

上腕部に生じた石灰化

超音波観察のポイント

推測される傷病の判断が困難なときは圧痛部位に注目し，先に超音波観察してみることもある．軟部組織・骨組織のエコー性状に注目し，その病態がなんであるのかを推測することにより施術の判断をする．明確な判断ができないときは医師へ診察を依頼する．

プローブ走査

図 13-1, 3 は，肩関節前面の長軸走査写真とその模式図である．図 13-2, 4 は，短軸走査写真とその模式図である．

上腕二頭筋長頭腱を観察する要領で，圧痛部位を観察する．

症例 13

55 歳・女性．10 日前，腕が痛くなり上がらなくなったと受診した．問診では強い外傷は認められないが，荷物を棚に上げようとしたときに痛めたとのことであった．受診前に，医師による X 線検査をうけるも，異常なしということで湿布薬と鎮痛剤の投薬を受けた．

■臨床所見

上腕上方前面に圧痛・発赤・熱感が認められた．ヤーガソンテスト陽性・スピードテスト陽性であったが，とくに上腕二頭筋腱移行部に圧痛が顕著であり，疼痛部位を前面から観察した．

■画像所見

図 13-5, 6 は短軸像である．上腕骨やや内旋位での前面からのエコー像であり，患側短軸像では上腕骨の上方にやや強い高エコー像がみられる．音響陰影もかすかにみられる．図 13-7, 8 は長軸像であり，上腕骨・三角筋前部線維・上腕二頭筋の一部が観察される．患側長軸像での関心領域には，上腕二頭筋内に高エコー像がみられ，部分的に筋は肥厚している．また，石灰沈着を示す音響陰影が明らかに認められており，石灰化の初期像である．長軸・短軸の画像所見も一致している．

13 上腕部に生じた石灰化

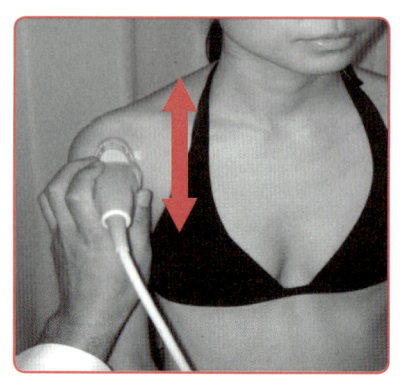

図 13-1　上腕骨前面上端部の長軸走査

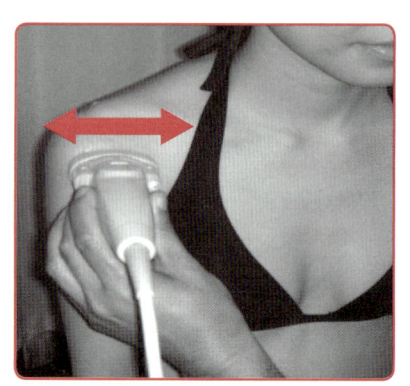

図 13-2　上腕骨前面上端部の短軸走査

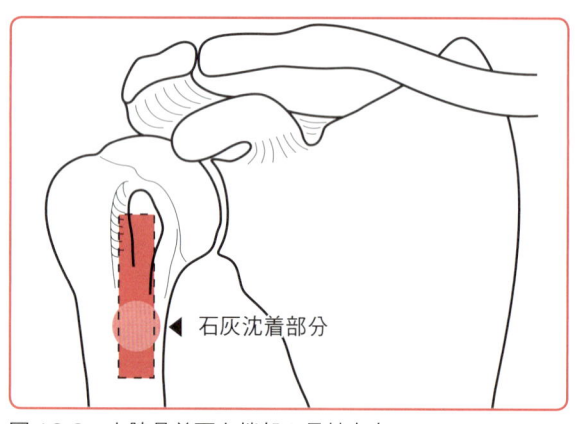

図 13-3　上腕骨前面上端部の長軸走査　◀ 石灰沈着部分

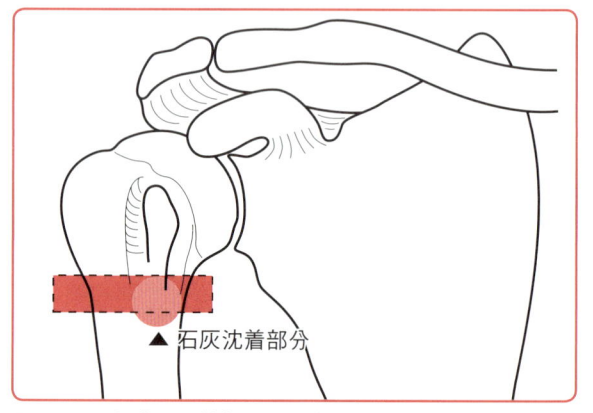

図 13-4　上腕骨上端部の短軸走査　▲ 石灰沈着部分

>>> **観察のヒント** >>> 経過判断の有用性 >>>

　症例のように筋肉内に不鮮明なやや強い高エコー像がみられるときは，プローブをいろいろな角度から当ててみる．音響陰影がかすかに認められる場合があるので，プローブ走査も非常に大切なテクニックである．圧迫したり，角度を変更することにより，組織内部のエコー性状を観察することが十分可能となる．

　図 13-9, 10 は経過エコー像であり，長軸像では筋の肥厚も消失し，石灰も軽減している．部分的に石灰沈着を思わせる強い反射エコーが認められる．短軸像においても，筋の肥厚は消失し，円形状の高エコー像が認められているが，初診時に比べかなり輝度も低下し，その範囲も軽減しているのがわかる．施術 2 週間後の経過画像であり，疼痛や運動制限も消失した．このように経過判断にも有用であり，画像を確認しながら施術方法やリハビリのメニューを適切に行うことが可能である．X 線で確認できなかったのは，粉粒状の石灰化初期像であったためと考えられる．

上肢

上腕部石灰化初期像

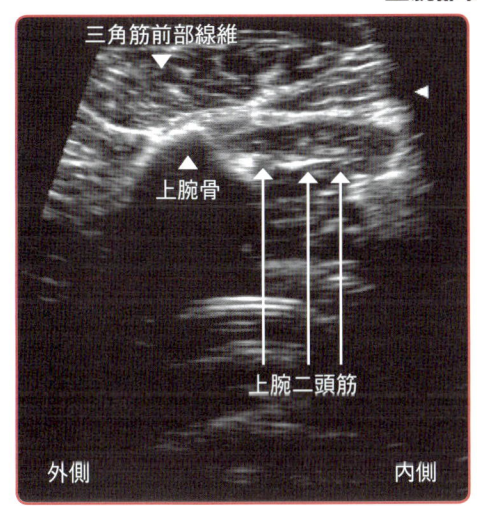

図 13-5　健側上腕骨前面上端部の短軸像

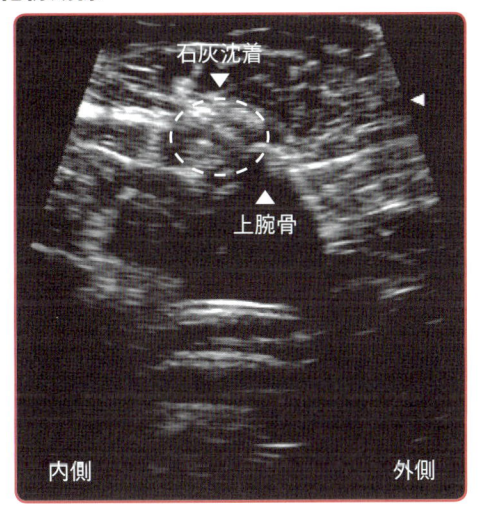

図 13-6　患側上腕骨前面上端部の短軸像

上腕部石灰化初期像

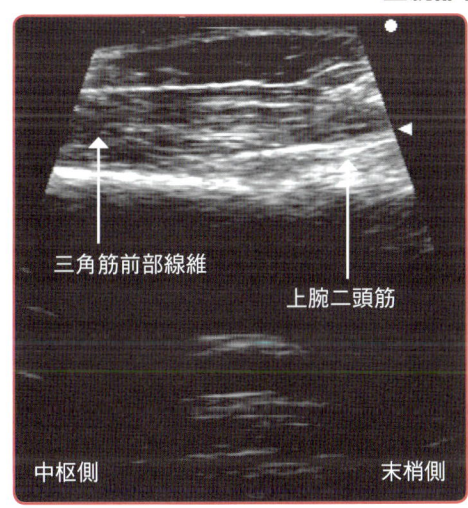

図 13-7　健側上腕骨前面上端部の長軸像

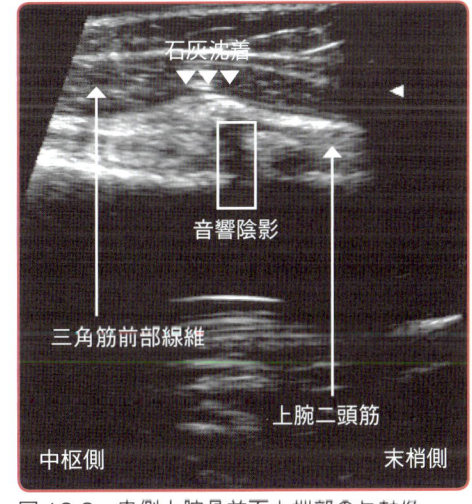

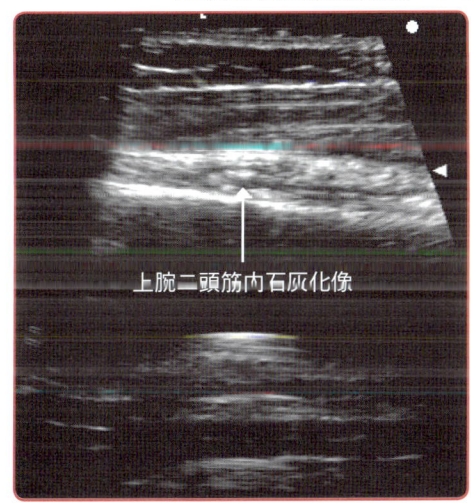

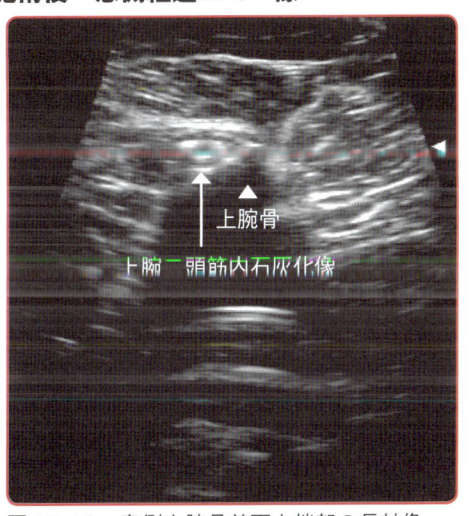

図 13-8　患側上腕骨前面上端部の長軸像

上腕部石灰化初期像・2 週間施術後・患側経過エコー像

図 13-9　患側骨前面上端部の長軸像

図 13-10　患側上腕骨前面上端部の長軸像

14 上　肢

上腕骨大結節骨折　2分骨折

概要

上腕骨大結節骨折

上腕骨大結節には棘上筋，棘下筋，小円筋による回旋筋腱板が付着している．直達外力や高齢者では肩関節脱臼に合併して，腱板による剥離骨折を発症することが多い．

超音波観察のポイント

外傷においては，まず骨折を否定することが重要であり，十分な触診や徒手検査の後，関心領域を観察する．骨折部に亀裂・離断や段差があれば骨折の判断は容易であるが，嚙合骨折や屈曲変形している骨折などは見落としやすいので，かならず健側と比較する．多方向からの観察により，骨形状や骨折線などとエコー所見とが一致することが大切である．

プローブ走査

図14-1，2の模式図にあるように，プローブ走査は上腕骨上端を長軸にて観察する．特に前・外・後方へと移動走査しながら，そのつどエコー上での関心領域・骨折部にマーキングすると，骨折部亀裂・離断部の連続性が理解でき，転位や骨折型も推測できる．

症例 14

30歳・男性．路上で転倒し，腕をついて負傷した．

■臨床所見

　肩関節の運動制限は認めないが，自発痛・限局性圧痛を認める．肩関節外側には腫脹がみられる．一見，軽度の肩関節捻挫のようであるが，詳細な診察とエコー観察により転位のない大結節骨折と判断した．

■画像所見

　正常では，骨は線状高エコー像に描出され連続性が認められるが，図14-3に示す外側からの患側エコー像では，矢印のところでかすかに骨折を示す段差が認められる．さらに，強く出現している三角筋外側の腫脹も見逃してはならない．転位もほとんどないことから，保存療法可能な症例である．十分なアイシングとシャーレー固定・デゾー包帯などにより，安静・固定をしっかりする．図14-4のX線像と比較参照するとイメージがしやすい．

上　肢

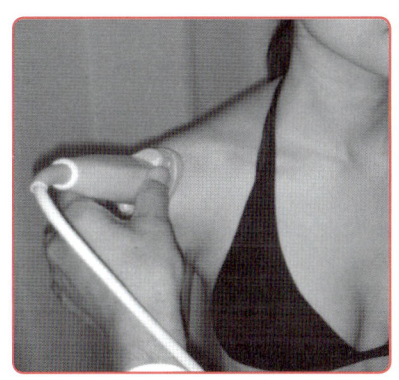

図 14-1　上腕骨近位端部での長軸走査

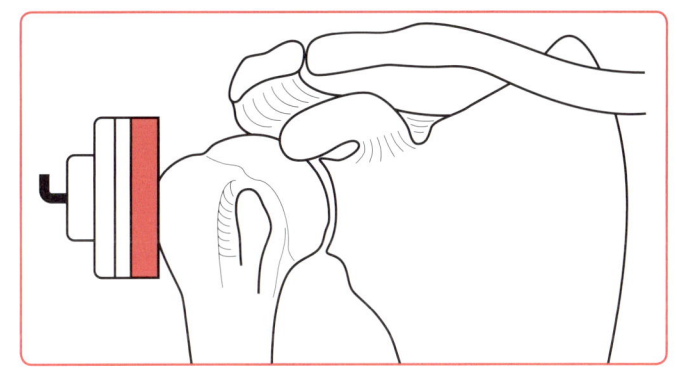

図 14-2　超音波プローブ位置　模式図

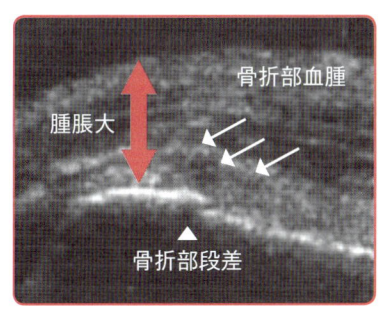

図 14-3　大結節骨折・長軸像

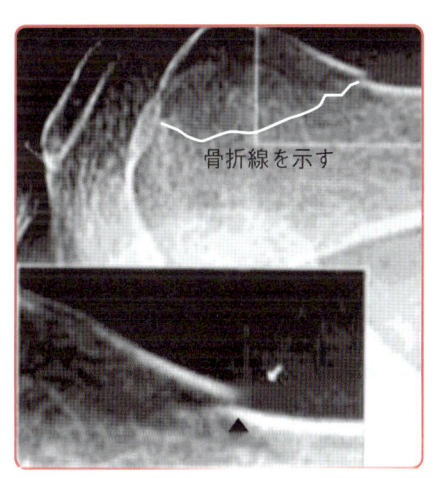

図 14-4　大結節骨折 X 線
　　　　大結節から骨頭にかけて骨折線が確認される．転位はかすかである．

15 ≫ 19 肘 部

15 上腕骨遠位端部骨折・肘関節通顆骨折
16 上腕骨内側上顆裂離骨折
17 上腕骨外側上顆炎
18 肘内側側副靭帯損傷
19 橈骨頸部骨折

15 肘 部

上腕骨遠位端部骨折・肘関節通顆骨折

概要

上腕骨遠位端部骨折

上腕骨遠位端部の骨折は多く，顆上骨折，内側上顆骨折，外側上顆骨折，外顆骨折，内顆骨折，通顆骨折などがある．

幼少年期に多く発症する．成長の過程で問題となるのは関節の機能障害を起こすことや変形治癒になることがあるので注意を要する．

超音波観察のポイント

骨折では，あらゆる方向から多面的に観察し，骨折線の走行と画像所見とが一致してはじめて判断できる．臨床的には長軸走査から入る．その上で短軸走査を追加する．そして画像情報をもとに，再度圧痛や介達痛の部位が一致しているかどうかを確認する．骨折線の亀裂・段差はなくても骨折部の嚙合するタイプや，屈曲変形している場合などは見落としやすい．骨形状の変化も注意深く観察することが大切である．

プローブ走査

図15-1〜4に示すように，圧痛部位・関心領域を中心に前方・後方・尺側・橈側の4方向から観察する．最初は，長軸走査から入ることが比較的多いが，画像の状況によっては，短軸走査を追加し確認する．図15-5, 6の模式図を参考にされたい．

症例15

90歳・女性．路上にて肘をついて転倒して負傷した．痛みを有するもそのまま経過をみていたが，疼痛持続しているため来院．受傷後3週間経過している．

■臨床所見

腫脹も軽減しており，ROMも正常であった．しかし，圧痛は内顆・外顆に限局的に認められた．

■画像所見

図15-7, 8は前方からの短軸による観察であり，患側には仮骨の出現が認められる．図15-9の尺側長軸像ではかすかに骨折を示す亀裂が確認でき，転位は認められない．図15-10の橈側長軸像は，わずかな粉砕骨折による小骨片の剝離を示している．図15-11の後方エコー像では骨不整・骨散乱像が残存しており，やや強い反射を示す高エコー像を認めた．仮骨と推測される．比較的日数も経過しており転位もなく仮骨が出現していることからギプスシャーレー固定して，医師へ紹介した．

肘 部

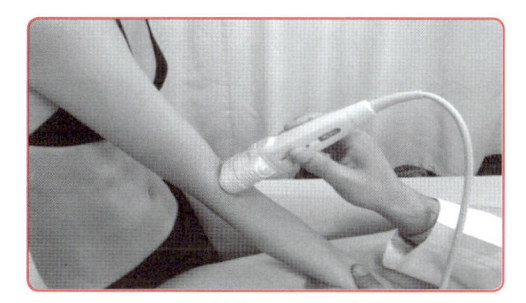

図 15-1　上腕骨下端前面の短軸走査

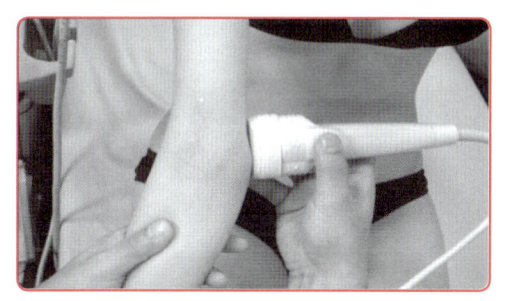

図 15-2　上腕骨下端尺側からの長軸走査

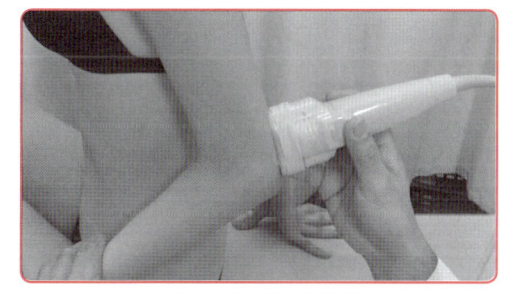

図 15-3　上腕骨下端後面の長軸走査

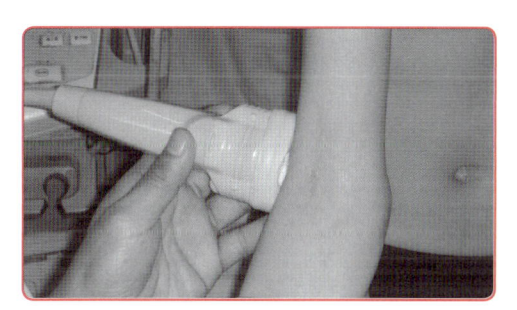

図 15-4　上腕骨下端橈側からの長軸走査

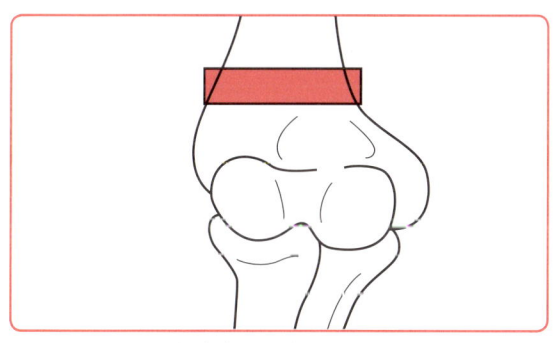

図 15-5　前面短軸走査の模式図

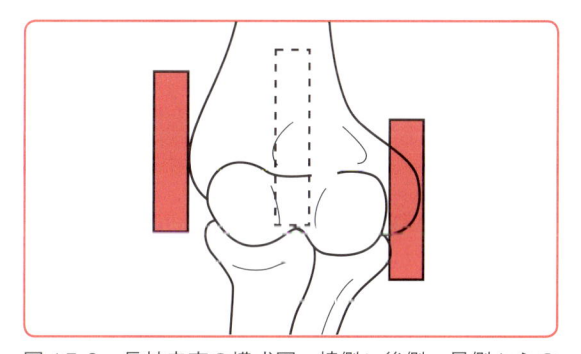

図 15-6　長軸走査の模式図　橈側・後側・尺側からの観察

肘関節前面の短軸像

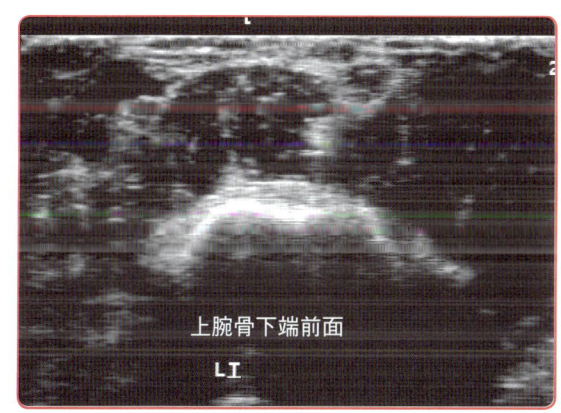

図 15-7　健側短軸像

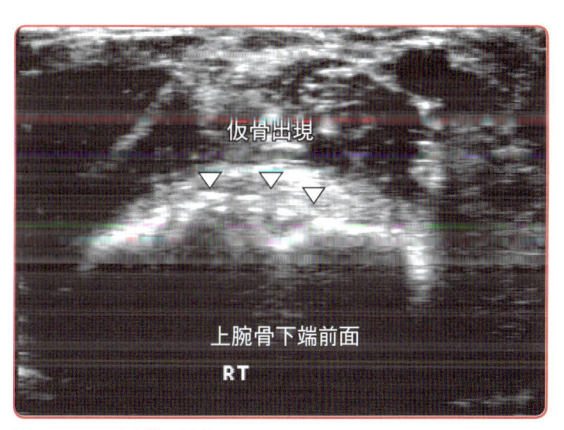

図 15-8　患側短軸像

39

15 上腕骨遠位端部骨折・肘関節通顆骨折

内側上顆・外側上顆の長軸走査

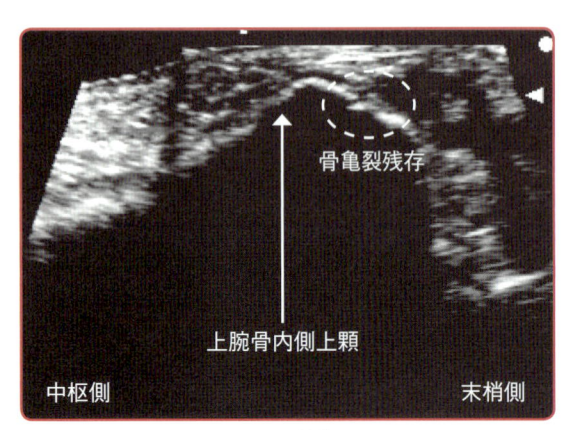

図15-9　患側尺側からの長軸像

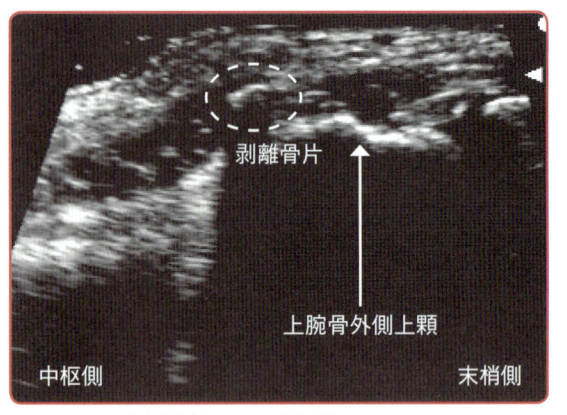

図15-10　患側橈側からの長軸像

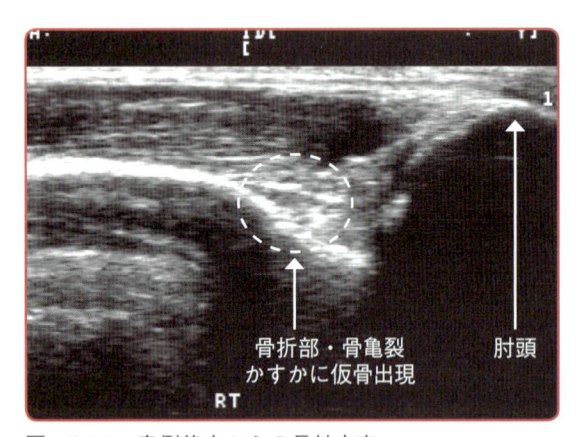

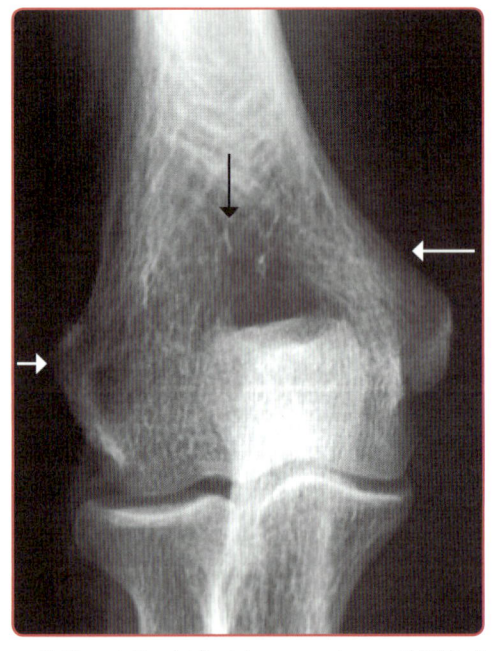

図15-11　患側後方からの長軸走査
　　　　　肘関節後方からのエコー像であり，上腕下端に骨の亀裂が観察される．

X線像では骨の転位はない．かすかに骨折線が確認される．

16 肘部

上腕骨内側上顆裂離骨折

概要

上腕骨内側上顆裂離骨折

肘関節伸展位で外反が急激に強制される力が加わった状態で倒れると内側上顆の裂離骨折が起こる．前腕屈筋群の牽引により，骨片は前下方に移動する．時に関節遊離体となり，急に嵌頓症状を起こし激痛を発することがある．

超音波観察のポイント

本症の超音波観察に対しては，野球肘に対する基本的知識が必要であり，内側型では骨端核の離断や裂離骨折およびAOLなどの損傷が疑われる．これら推測される疾患を頭に入れてプローブ走査を実施していく．裂離骨折では，手関節を強く尺側・掌側に強く屈曲させた状態からquick stretchあるいは強い抵抗を加えて動的観察法を実施する．この際，骨折間隙の離開・開大するものは，徒手整復にて圧迫して固定処置を施す．

プローブ走査

図16-1に示すように，長軸走査にて内側上顆を描出する．図16-2から，丸みを帯びた内側上顆が線状の高エコー像として描出されている．また，やや近位側に骨亀裂部がみられるが，これは骨端線である．

症例16

15歳・男性．野球部に所属する．遠投した際に痛みが生じ，肘内側の痛みのため投球困難なため，受診した．

■臨床所見

上腕骨内側上顆の腫脹および限局性圧痛があり，手関節屈筋抵抗時に疼痛が誘発された．

■画像所見

図16-3の長軸像をみると，明らかに骨端核に亀裂，骨の離断・骨散乱像が認められる．さらにエコービームの進入が認められる．これらから明らかに内側上顆の裂離骨折と推測され，医師へ診察を依頼した．図16-4のX線像に示したとおり，骨端核に亀裂・骨折線を認める．

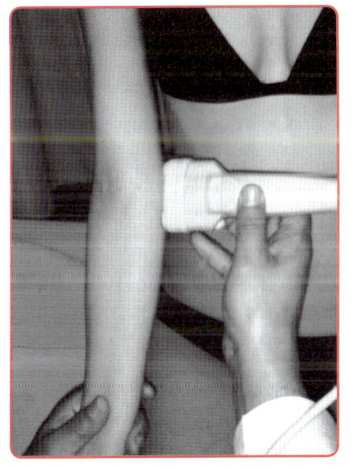

図16-1 内側上顆を描出している・長軸走査 静的観察法

16 上腕骨内側上顆裂離骨折

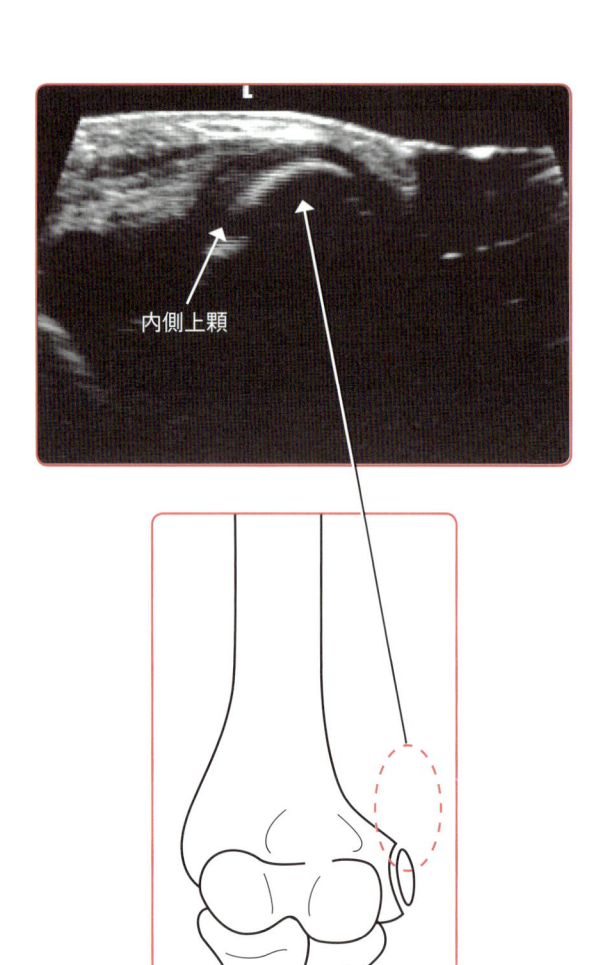

図 16-2 上腕骨内側上顆の模式図 長軸像

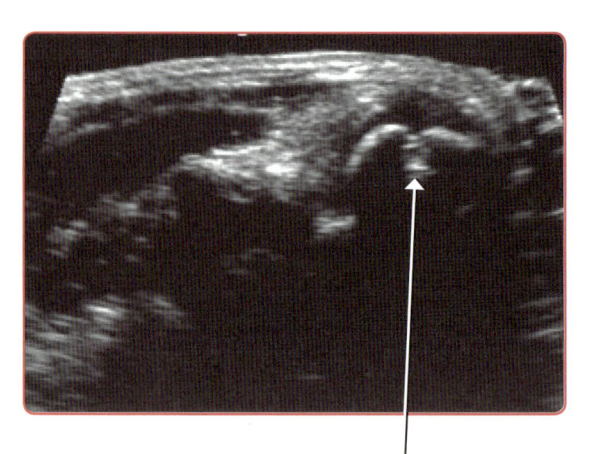

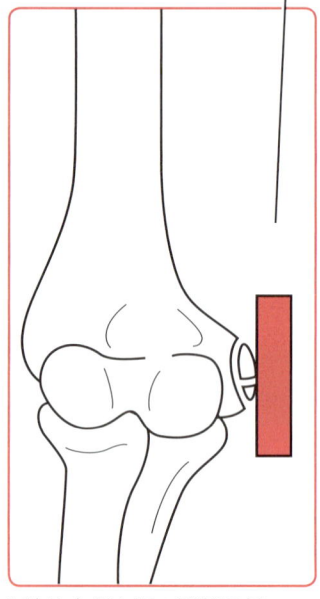

図 16-3 上腕骨内側上顆の裂離骨折 模式図とプローブ走査 長軸走査

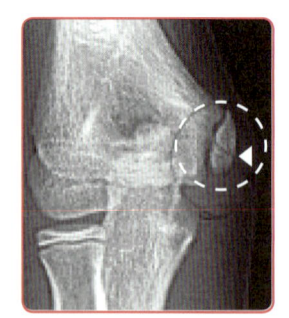

図 16-4 X 線画像 骨端核に亀裂・骨折線を認める.

17 肘部

上腕骨外側上顆炎

概要

上腕骨外側上顆炎

上腕骨外側上顆炎はテニス肘といわれ，とくにバックハンドストローク時に外側上顆に疼痛を訴える．外側上顆部には筋の起始部が多くあり，運動による筋収縮を維持するため牽引負荷がかかり，この反復持続により炎症を生じる．運動時は前腕筋の収縮状態で回外するため外側上顆部に疼痛を生じる．

超音波観察のポイント

外側上顆の超音波観察に対しては，外側上顆の微小な裂離骨折，骨棘，骨膜反応のいずれなのか，あるいは付着部の筋損傷なのかを大きく判別することが重要である．関心領域のエコー性状をしっかり把握することで病態を明確に理解する．これは，施術へのアプローチ方法にも影響する．さらにエコー観察により原因となる特定筋を判断することができる．

プローブ走査

図17-1，2は，長軸走査による観察であり，主に外側上顆部や前腕伸筋群・腕橈関節などを描出する．図17-3参照．

プローブ走査のこつとしては，手関節を橈側・尺側に背屈させたり，指を伸展させたりすることにより，損傷筋や原因となる筋肉を特定できる．長軸走査のみでは困難であるので，とくに短軸走査にて行う筋収縮が把握でき理解しやすい．

▶▶▶ 症例 17-A ▶▶▶

42歳・男性．テニスをしていたときに痛みが出現した．長期間経過しても痛みが緩解せず，来院した．

■臨床所見

手関節背屈抵抗時，外側上顆に顕著な疼痛を訴え，圧痛も認めた．腫脹・熱感は認めない．

▶▶▶ 症例 17-B ▶▶▶

31歳・女性．テニスをしていてバックハンドでボールを強打したときに負傷した．

■臨床所見

手関節に背屈抵抗時痛を認め，激痛を訴えた．外側上顆のやや筋肉部よりに圧痛を認めた．熱感・腫脹を強く認めた．反屑温健側比＋0.8℃であった．

■画像所見

図17-4（症例17-A）では外側上顆部でやや強い高エコー域が確認される．一種の骨膜反応ともいえるが，すでに石灰化・骨棘が生じている．長期間にわたりストレスが加わることにより，このように骨皮質に骨棘の出現がみられる．周辺部エコー性状がいまだ不明瞭・不整であること

17 上腕骨外側上顆炎

から，新たな外傷によるものと判断できる．1回の外力でも微細な骨傷・骨片裂離もありうるので注意して判断する．

図17-5（症例17-B）は伸筋の付着部での筋線維の部分断裂であり，血腫による低エコー像が描出されている．また圧痛も比較的筋肉の方が強く感じられる．この症例では，境界も不明瞭で，腫脹もあり，明らかに伸筋の部分損傷・断裂であると判断してもよい．

これらの判断は，予後を左右するので非常に重要である．

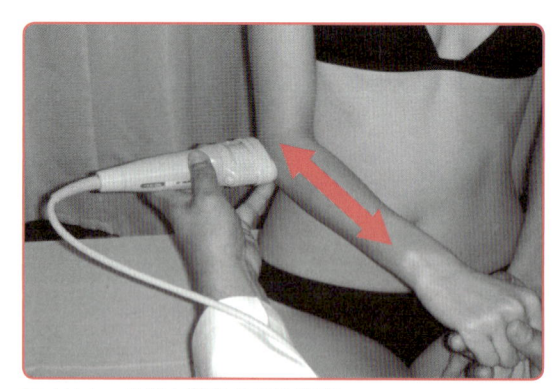

図17-1 外側上顆炎の長軸走査

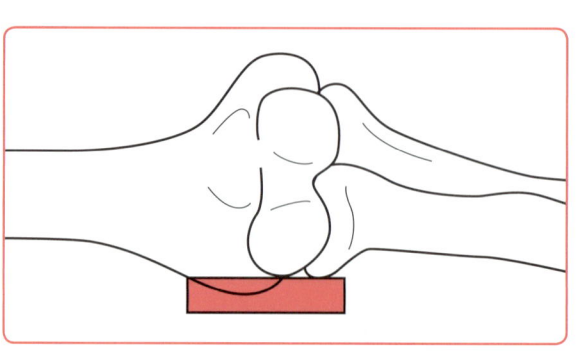

図17-2 長軸走査の模式図

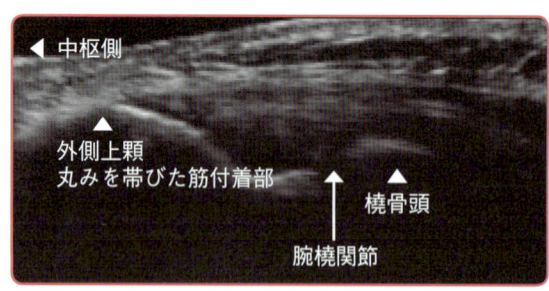

図17-3 健側 外側上顆 正常長軸像

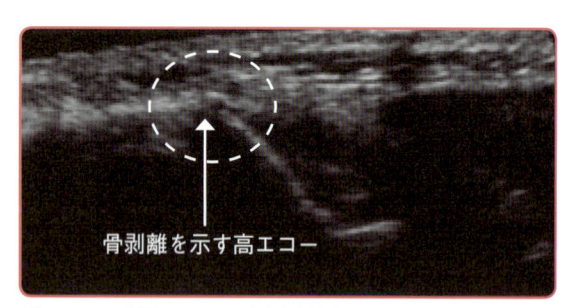

図17-4 症例17-A の患側 外側上顆

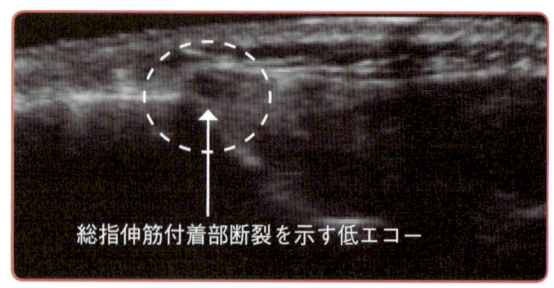

図17-5 症例17-B の患側 総指伸筋付着部断裂を示す低エコー

18 肘部

肘内側側副靱帯損傷

超音波観察のポイント

　靱帯の超音波観察はまず静的観察法による．この時，正常では帯状の高エコー像を示すが，断裂部は低エコー像として描出される．
　さらに，肘関節30度屈曲位にて，肘に外反ストレスを加えながら，関節の動揺性をみる動的観察法を実施する．静的エコーでは断裂部位や損傷部の程度・範囲を主に観察するが，動的エコーでは関節の損傷による関節の緩み，いわゆる動揺性をチェックできる．この動揺性の有無は，固定の有無や固定期間を決定する基準となり非常に重要である．ストレス前とストレス後の関節裂隙に注目する．

プローブ走査

　最初に静的観察法にて，靱帯損傷による断裂部低エコー域の確認をしなくてはならない．次に動的観察法を実施する（図18-1，2）．外反ストレスを与えながら，関節間隙の拡大が認められるかを観察する．

症例 18

15歳・女性．柔道の練習中負傷する．

■臨床所見

　　肘内側に発赤・腫脹があり，とくに肘内側の圧痛・腫脹が著明である．徒手検査からAOL（前斜走線維）損傷と推測し，肘関節外反ストレステストを行うとsoft end pointが認められた．

■画像所見

　　図18-3は肘内側側副靱帯の正常画像であり，図18-4は静的観察法にて得られた患側AOLのエコー像である．関節裂隙のやや中枢側に広範囲に低エコー域断裂部を認めている．また，靱帯および靱帯周囲にエコー性状の不整像が顕著に認められる．さらに，皮膚から骨までの距離を比較すると，かなりの腫脹が出現していることがわかる．
　　図18-5は動的観察法による長軸像である．ストレステストでは，右図エコー像において明らかに関節裂隙は開大している．関節動揺性が認められることから，grade 2として固定処置が必要である．

18 肘内側側副靭帯損傷

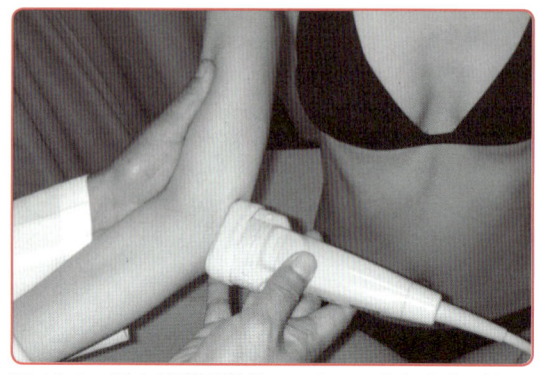

図 18-1 肘内側側副靭帯へストレスを加えながらのプローブ走査・長軸走査

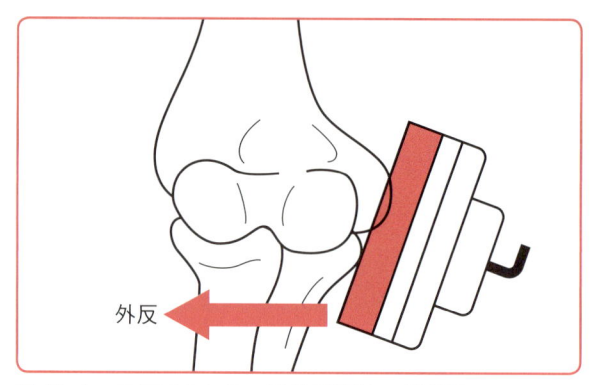

図 18-2 外反ストレス・動的観察法 模式図

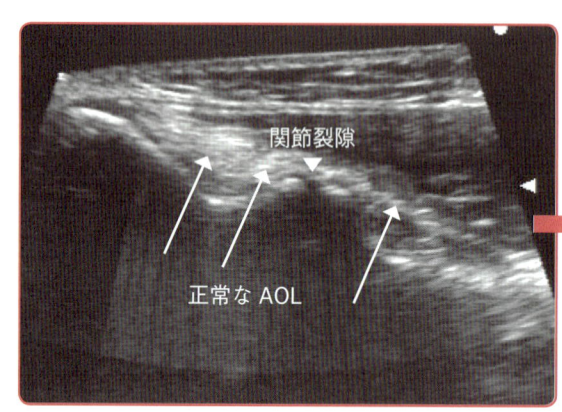

図 18-3 正常 AOL・帯状の高エコー像・長軸像

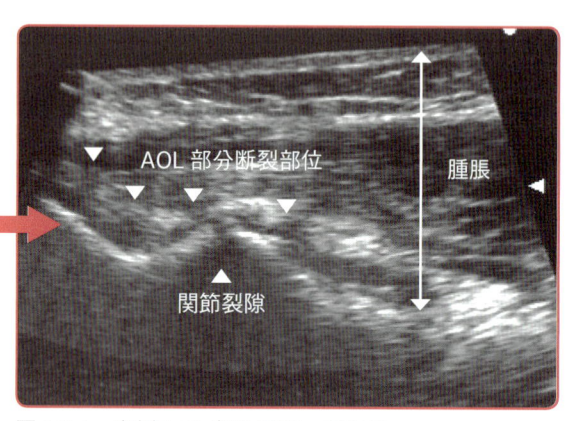

図 18-4 患側 AOL 部分断裂・長軸像

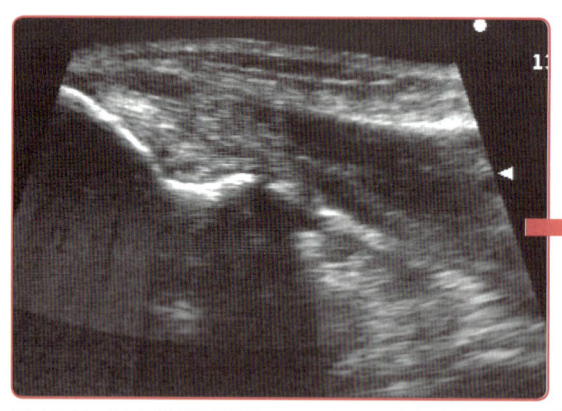

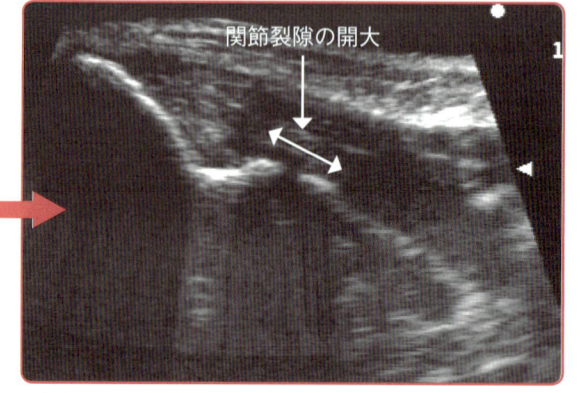

図 18-5 肘内側側副靭帯へのストレスを加えながらの動的観察法・長軸像

19 肘部

橈骨頸部骨折

概要

橈骨近位端部骨折

橈骨頭や橈骨頸部に発症する．橈骨頸部骨折は小児に多い．上腕骨遠位端部の骨折と同様に成長の過程で肘関節の機能障害を残すことが多いので注意を要する．

超音波観察のポイント

肘関節部の付近の外傷は，消去法として，上腕骨下端から尺骨上端，そして橈骨頭・頸部と骨折の有無を詳細に確認していくことが必要である．最後に関心領域が得られたら，そこにスポットをあてて多方向から観察する．再度疼痛を誘発するテストや動作をさせてみて，画像所見と一致することで骨折の判断が可能となる．とくに橈骨頭・頸部骨折は，症例15の超音波観察のポイントで説明したように骨形状の変化が重要である．

プローブ走査

長軸走査にて橈骨頭・頸部を観察する（図19-1，2）．この場合も背側・橈側・掌側の3方向から観察する．図19-3は背側からの長軸像である．

症例19

18歳・男性．路上にて転倒して腕をついて負傷した．

■臨床所見

腕橈関節部付近に腫脹および熱感を認めた．橈骨頭・頸部に限局性圧痛があり，肘関節回内・回外にて疼痛が増強した．

■画像所見

患側背側からの長軸像（図19-4）ではかすかに橈骨頸部に骨亀裂が確認できた．さらに患側橈骨から皮膚までの距離から腫脹が顕著であることがわかる．さらに全体的に高エコー像が認められるのは，炎症による輝度上昇と推測される．明らかに橈骨頸部骨折の屈曲変形・離断が認められた．変形角度および転位に関しては問題ないと思われ，整復処置なしにて固定処置を施し，医師へ診察を依頼した．X線像を図19-5に示す．

観察のヒント　炎症と高エコー像・音響学的考察

筆者の臨床経験では，負傷一定時間後には，内部のエコー輝度は上がることが多い．音響インピーダンスは，音速値×密度であり，さらに温度上昇にも影響される．負傷後には，各種血球の集束（密度）や炎症による温度上昇が原因ではないかと考えている．

物理療法として，温熱後にもエコー輝度は上昇することはすでに実験で明らかである．

19 橈骨頸部骨折

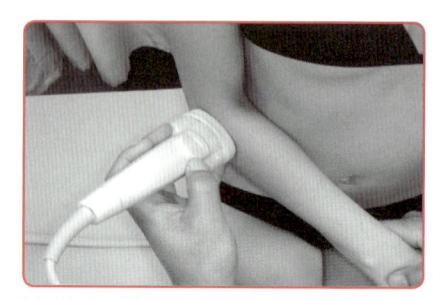

図 19-1　橈骨頭・頸部の長軸走査

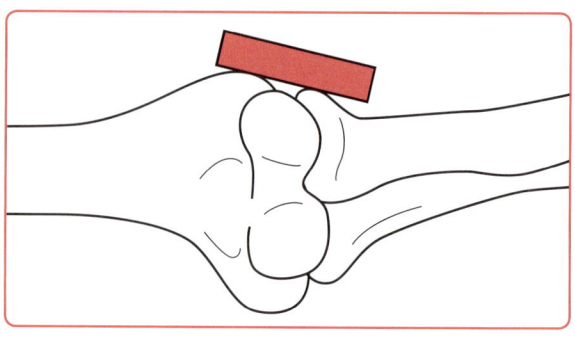

図 19-2　プローブ走査の模式図

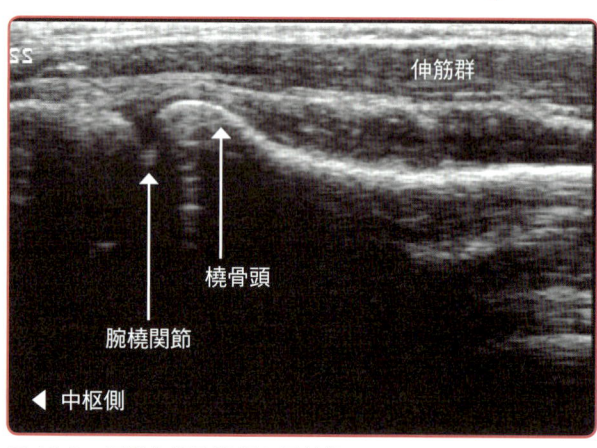

図 19-3　正常な橈骨頸部の長軸像

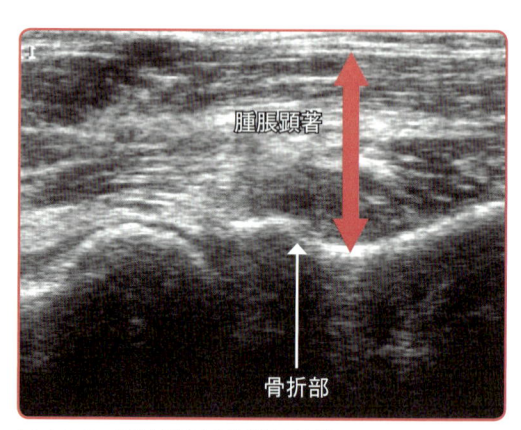

図 19-4　橈骨頸部の患側長軸像

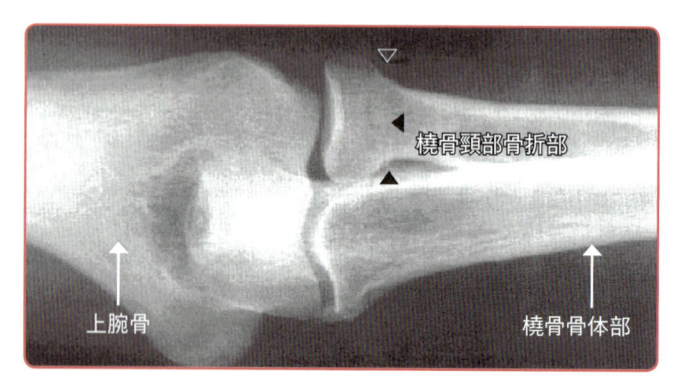

図 19-5　橈骨頸部骨折の X 線像

20 ≫ 23 手 部

- 20 橈骨遠位端部骨折
- 21 中節骨裂離骨折
- 22 PIP 関節背側脱臼
- 23 骨性マレットフィンガー

20 手部

橈骨遠位端部骨折

概要

橈骨遠位端部骨折
次のようなタイプがある．
1. 遠位端部骨折
    ① 伸展型骨折（Colles 骨折）
    ② 屈曲型骨折（Smith 骨折＝逆 Colles 骨折）
2. 骨端線部離開骨折
3. 辺縁部骨折
    ① Barton 骨折（掌側 Barton，背側 Barton）
    ② Chauffeur 骨折

定型的骨折といわれるように，日常の臨床において多く遭遇するのは Colles 骨折である．
Colles 骨折は高齢者に多く手掌をついて転倒したときに多く発症する．末梢骨片は橈骨の骨幹に対し背側に転位して，フォーク背変形を呈する．高齢者では粉砕骨折になることも多く，長期の固定になるため関節の機能障害を残すことも多い．多少の変形を残しても機能的治癒を心掛ける必要がある．

超音波観察のポイント

本症のエコー観察では，X 線検査と違い全体像を確認できないため，背側，橈側，掌側など，多方向からの観察が必要である．たとえば背側に骨折線を認めても，掌側には認められないこともある．背側 Barton 骨折などがその 1 例である．

プローブ走査

図 20-1～3 にあるように，長軸走査にて背側・橈側・掌側へと観察する．実際には短軸走査にても観察するが，長軸走査にて骨折型をイメージできるので，ここでは長軸像のみを示す．

症例 20

38 歳・男性．柔道の練習で手を突き，前腕部下端を負傷した．

■臨床所見

やや腫脹が強く，典型的なフォーク背状変形はみられなかったが，明らかに骨折と判断できたため，徒手検査は行わずエコー検査にて多方向からアプローチして詳細に観察した．

■画像所見

図 20-4～9 は Colles 骨折の 1 例である．掌側からのエコー像では，骨折線は離断し，掌側からの骨形状から背側屈曲しているのがわかる．橈側からのエコー像・背側からのエコー像でも，ともに強く屈曲変形していることがわかる．

手 部

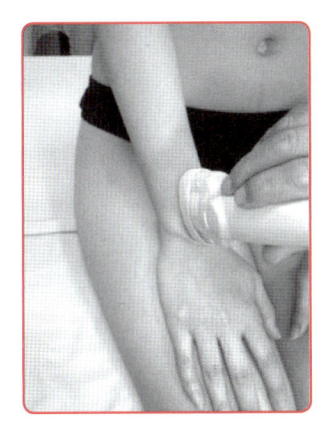

図 20-1　背側プローブ走査
　　　　 長軸走査

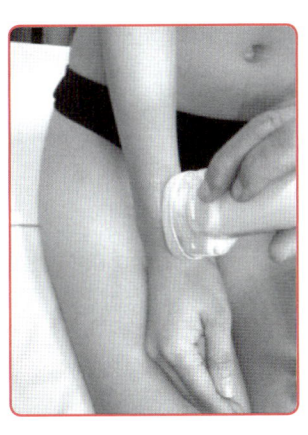

図 20-2　橈側プローブ走査
　　　　 長軸走査

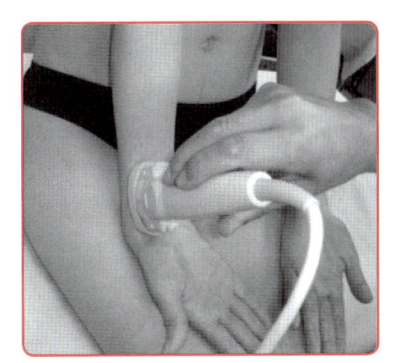

図 20-3　掌側プローブ走査　長軸走査

■本症例について　整復後のエコー所見とX線像

　図 20-10 は，初診時のエコー像と整復後のエコー像である．いずれも変形は改善されている．直ちに医師へ診察・X線検査を依頼する．

　図 20-11 は，整復・固定後のX線である．以前は，まずX線を依頼してそのX線像により整復して，医師へ再度診察を求めることができたが，最近ではそのようなケースは少なくなっている．エコー観察により正確に病態を把握し，的確に徒手整復・固定処置を施して，医師を紹介することが奨められる．

　柔道整復師の業務は，あくまで保存療法であり，伝統的な手技を守っていくためにも，的確な処置が望まれ，それは単なる応急処置であってはならない．この点からも，エコーの臨床現場での活用は非常に有用性があると考えている．

>>> 観察のヒント >>> エコーイメージによる徒手整復 >>>

エコー観察により骨折型が理解できれば，末梢骨片あるいは骨折部に必ずマーキングする．末梢骨片を正確に把持して整復動作を行う．このとき助手がいればエコーにて整復の状況—骨の動きを確認しながら行うことも可能である．一人で行う場合は，整復後，固定処置を施したあとに整復ができているか確認できる．ただし Colles 骨折の場合は，シャーレー固定をすれば，背側・橈側からの観察に限られる．

20 橈骨遠位端部骨折

健側エコー像 / 患側エコー像

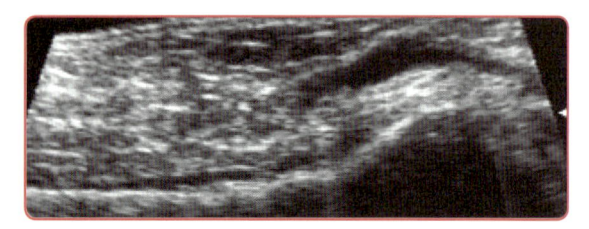

図20-4 掌側からのエコー像 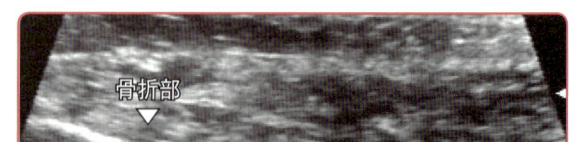
図20-5 掌側からのエコー像（骨折部／背屈変形・背側転位）

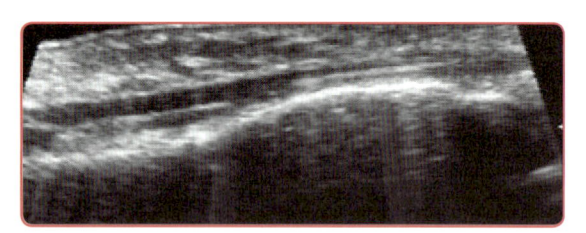

図20-6 橈側からのエコー像 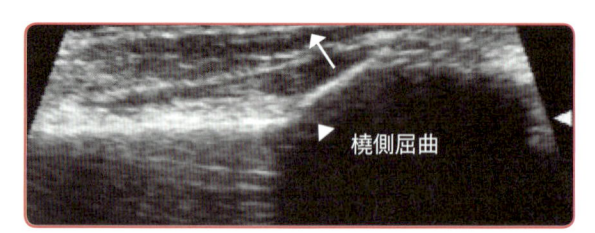
図20-7 橈側からのエコー像（橈側屈曲）

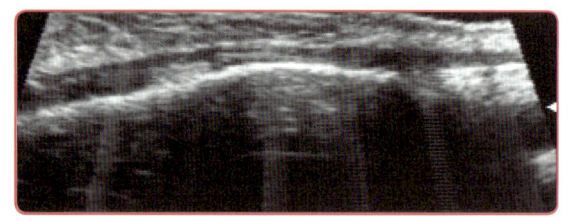

図20-8 背側からのエコー像 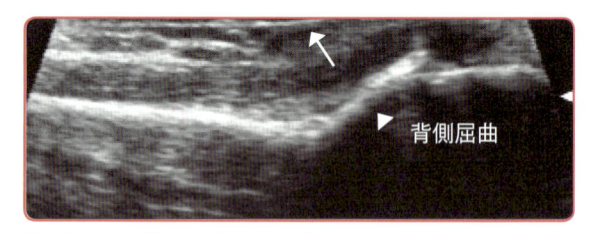
図20-9 背側からのエコー像（背側屈曲）

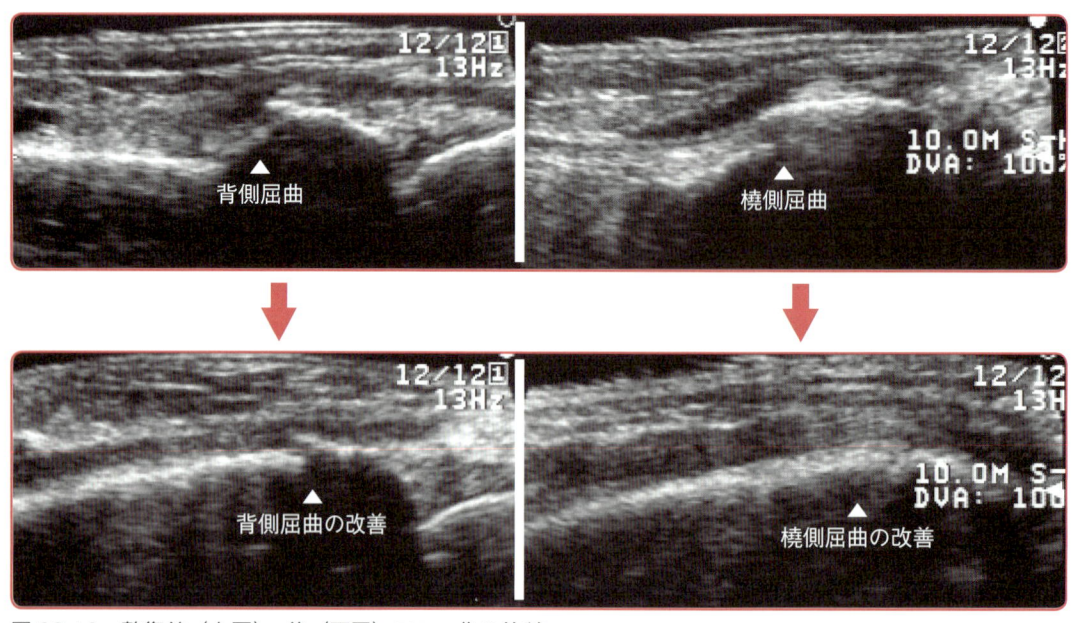

図20-10 整復前（上図）・後（下図）エコー像の比較（背側屈曲→背側屈曲の改善／橈側屈曲→橈側屈曲の改善）

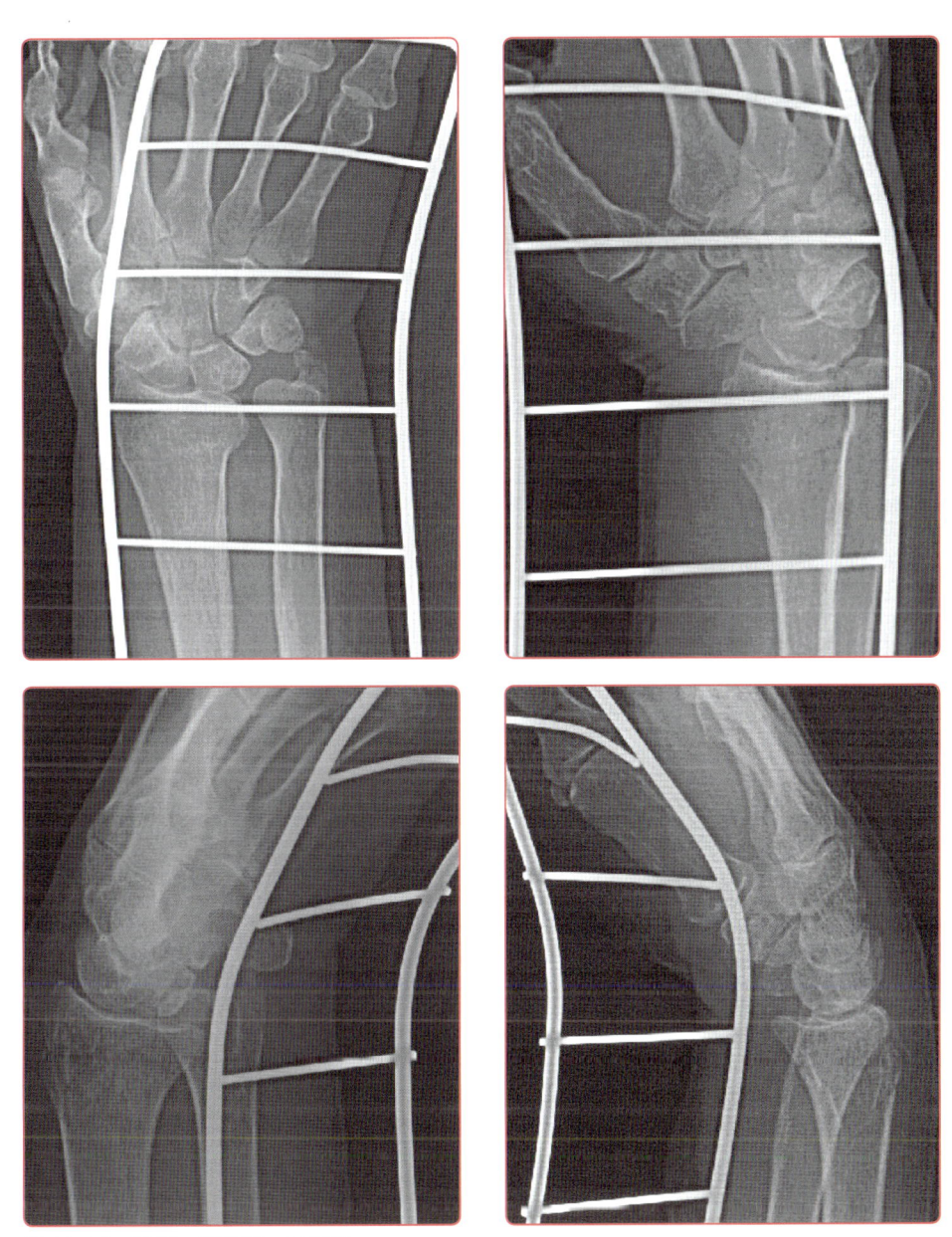

図20-11 整復・固定後　X線像

21 手部

中節骨裂離骨折

概要

中節骨裂離骨折

指骨骨折は直接指に外力が作用した場合，または過伸展や過屈曲などが原因で発症する．
骨折部は筋（腱）の停止部位により転位し変形が起こるので，固定による変形治癒に注意を要する．中節骨裂離骨折では浅指屈筋腱は中節骨底で左右二分し，その間を深指屈筋腱が通り再び合して中節骨底に停止しているので，この過伸展によるものと考えられる．
PIP関節背側脱臼も突き指などが原因で，指関節が過伸展や過屈曲などにより脱臼する．

超音波観察のポイント

指関節の外傷は，靭帯損傷や裂離骨折など小さな病変が多いので，ていねいに観察する．とくに靭帯損傷では動揺性テスト（動的観察法）が重要である．さらに骨折部の動揺も確認することが必須である．指の屈伸にて骨折部が離開するようであれば，枕子などを挿入したりすることによって，患部の動揺を防止する必要がある．指の裂離骨折などでは，完全な骨癒合はみられないことが多く，将来的になんらかの機能障害を残す例が多いが，持続的に圧迫や整復を継続することで十分に骨癒合が得られた症例を数多く経験している．

プローブ走査

図21-1，2のように掌側からPIP関節を観察する．このとき指を屈曲させたり，伸展させたりして腱のスライドや腱の肥厚なども確認する．続いて骨の形状にあわせてプローブを傾けながら骨線状高エコー像を観察する．念のため背側・橈側・尺側からも観察しておく．

症例 21

※左が近位であるのが基本であるが，この症例は反対である

18歳・男性．バレーボールにて突き指をして負傷した．主訴は，突き指によるPIP関節屈伸痛である．まず視診・触診にて健側・患側をよく比較した．原因から，靭帯損傷・腱損傷・骨折などが考えられるので，これらを頭の中において診察を進めた．靭帯や腱などの損傷がないことを確認してから骨折への精査に入る．

■臨床所見

発赤・熱感・腫脹を認め，運動痛（屈曲）および可動制限を強く認める．圧痛も掌側に強いことから掌側からのエコー観察を重点的に実施する．

■画像所見

掌側からのエコー像（図21-3）では，明らかに中節骨に骨の線状高エコー像の亀裂・離断を確認し，やや骨片が浮いているようにみられた．X線画像（図21-4）と比較するとイメージしやすい．

手 部

■本症例について

　X線を確認の上で，かすかに剥離傾向にあるため，中節骨の中枢側より，指伸展位で圧迫整復した．整復後のエコー検査では，骨のラインは受傷時より正常化した．

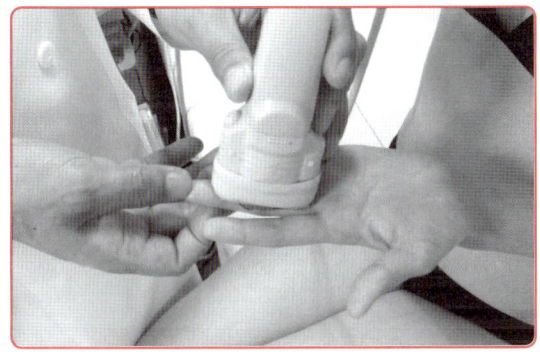

図21-1　中節骨剥離骨折の掌側からの長軸走査

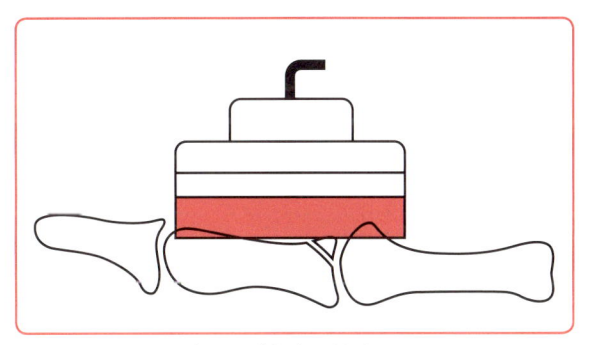

図21-2　超音波プローブ走査　模式図

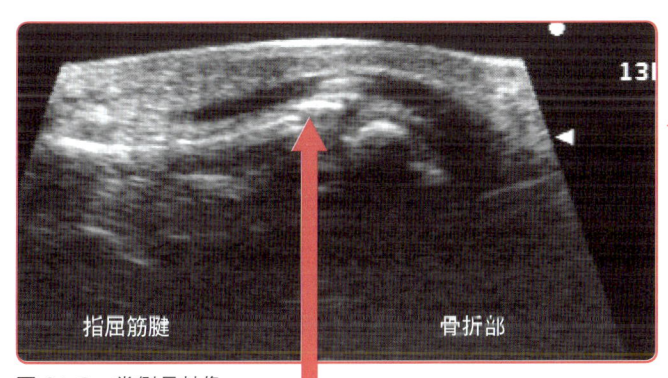

図21-3　掌側長軸像

← 掌側からのエコー像であり，明らかに骨の線状高エコー像に亀裂が見られる．

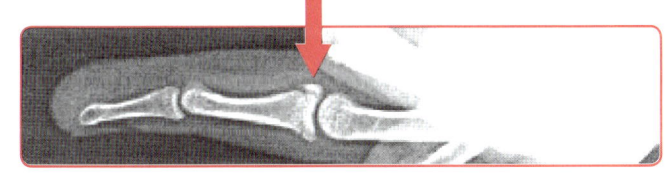

図21-4　エコー像とX線画像の比較（患側）

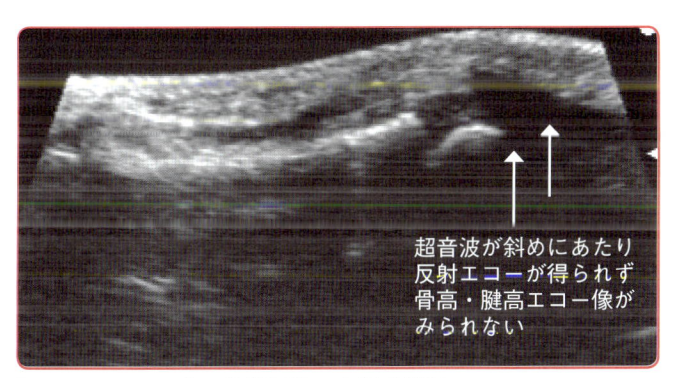

超音波が斜めにあたり反射エコーが得られず骨高・腱高エコー像がみられない

図21-5　エコー像の特徴画像・右説明参照

「nack and pitfall」

左図中，右側の→低エコー域は，屈筋腱である．プローブの関心領域をPIP関節からやや中節骨とし，超音波ビームを垂直に送信するようにしているため，逆に基節骨側の屈筋腱や基節骨に対しては，やや斜めにビームが当たるため，反射ビームが弱く，低エコーに描出されている．この場合は，プローブの角度を変えることで，容易に基節骨側も明確に描出される．

22 手部

PIP 関節背側脱臼

超音波観察のポイント

脱臼のエコー観察は比較的容易であるが，整復動作前の骨折の合併や整復完了後，裂離骨折などがないか確認する．さらに背側・掌側・両側からPIP関節部のエコー観察を追加する．脱臼に伴って裂離骨折を生じていることが多いことに注意する．

プローブ走査

エコー観察は背側から観察する（図22-1）．

症例22

38歳・男性．柔道の練習で手を突き，関節脱臼した．

■臨床所見

脱臼固有症候である弾発性固定がみられ，関節幅も増大していた．

■画像所見

図22-2は，脱臼関節部を背側から観察した整復前のエコー像であり，明らかに末梢骨が背側に脱臼している．図22-3は，整復後のエコー像であり，末梢骨が正常位置に整復されている．整復後，掌側からの観察では異常は認められなかった．骨折の合併症はなかった．

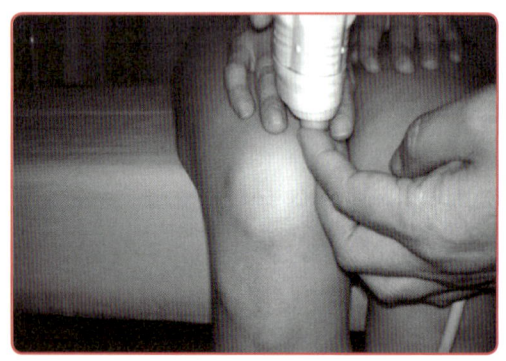

図22-1 超音波プローブ走査　長軸走査

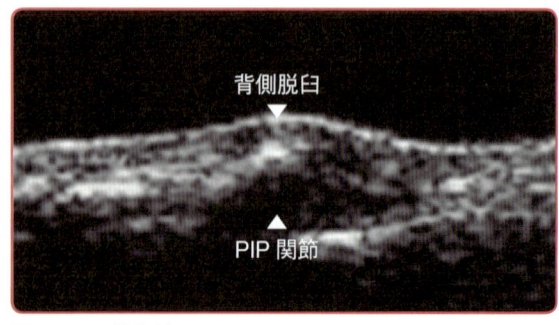

図22-2 整復前

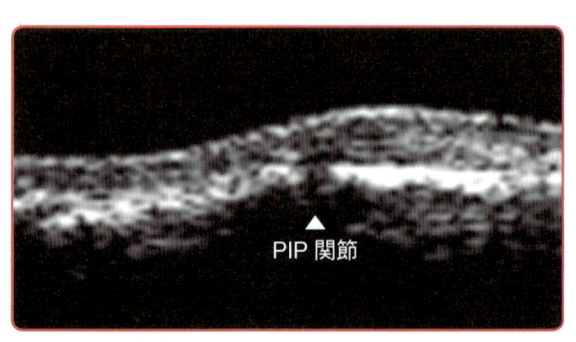

図22-3 整復後

23 手部

骨性マレットフィンガー

超音波観察のポイント

骨性マレットは整復位の保持が非常に困難といわれ，整復動作が難しい．正常位置へ復するには技術を要する．腱性マレットの場合は，腱が少しでも温存されていれば，保存療法可能である．そのための腱の確認は，エコー観察の最大のメリットといえる．

プローブ走査

図23-1のように，主に背側からの観察で十分であるが，このとき腱性マレットか骨性マレットかを判別する．さらに，両側から観察することが必要である．整復動作・圧迫の方向を決めるため必要である．

症例23

25歳・男性．突き指して来院した．

■臨床所見

第3指DIP関節部背側に腫脹があり，指先がドロップしている．

■画像所見

図23-2は正常な背側長軸像である．一方図23-3には，裂離骨片とみられる骨の高エコー像が確認される．整復・固定したが，図23-4に示すように，X線上で骨の剥離は解消されているが，正しい位置に復していない．整復としては，関節面におよぶ骨折線と骨片の整復位において満足できるものでなく，骨癒合後DIP関節の機能障害を危惧し，手術的加療を勧めた．

> **観察のヒント　腱性マレットの保存療法について**
>
> 腱性マレットの場合，プローブを当てながら指の自動伸展をさせたり，屈曲させながら腱の温存が少しでも確認できれば，保存的治療は十分可能であると思われる．しかし完全断裂は，手術的治療を選択する．

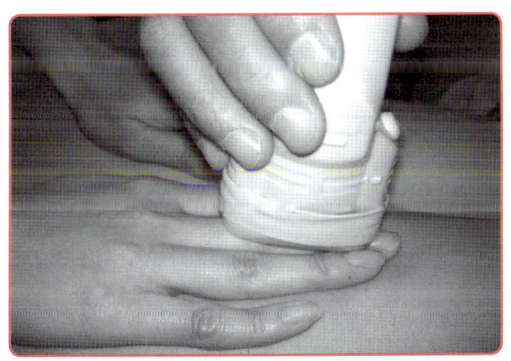

図23-1　超音波プローブ走査　長軸走査

23 骨性マレットフィンガー

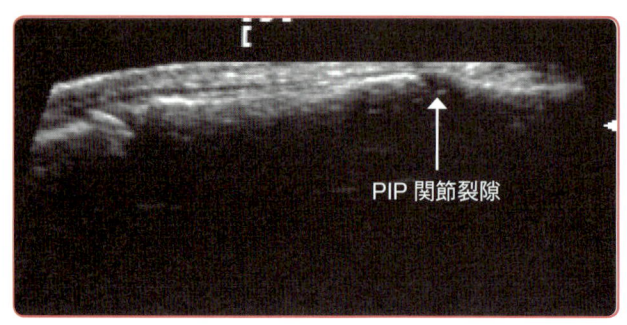

図 23-2　健側背側長軸像

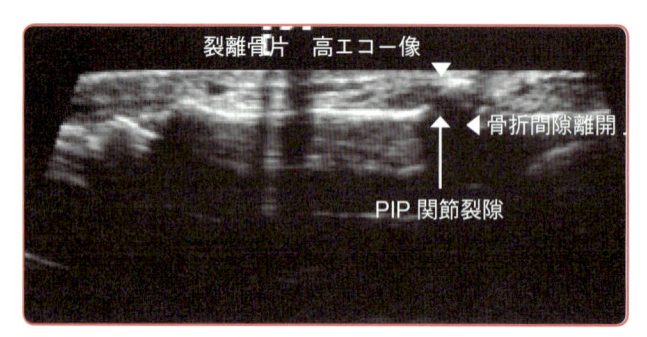

図 23-3　患側背側長軸像

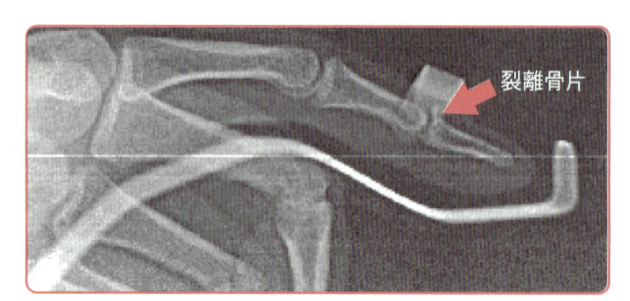

図 23-4　X 線像

24 下肢帯

24-① 上前腸骨棘剥離（裂離）骨折
24-② 下前腸骨棘裂離骨折

24-① 下肢帯

上前腸骨棘剥離（裂離）骨折

概要

上前腸骨棘裂離（剥離）骨折

骨盤部の特徴は下肢諸筋の躯幹への付着部であり，スポーツなどで強く牽引され裂離骨折を生じる．上前腸骨棘付着筋は縫工筋，大腿筋膜張筋で，強い牽引力により発症する．

超音波観察のポイント

超音波観察のポイントは，症例24-②を参考にしてほしい．エコーの分解能は，非常に優れており，微小な外傷も早期に発見できるメリットが大きい．細心の注意を払って病態を把握し適切な処置をすることで早期に日常生活や運動復帰を可能にする．

プローブ走査

図24-①-1は，上前腸骨棘から長軸プローブ走査にて下方へと移動走査する．

図24-①-2は，同様に短軸走査にて観察する．とくに健側画像にて，骨形状や筋肉のエコー性状を確認した上で患側の観察をするとわかりやすい．筋肉付着部に骨不整像が観察され，裂離骨折を疑い，関心領域を上前腸骨棘とし，次に短軸走査にてこの部位を念入りにエコー観察する．

症例 24-①

18歳・男性．バスケットの練習中，ターンをしようとして体幹を捻ったときに痛みが走った．

■臨床所見

上前腸骨棘に圧痛・腫脹を認めた．大腿前面筋肉群にも緊張を認めた．各筋肉の抵抗痛を調べた結果，縫工筋の抵抗痛が顕著に証明された．

■画像所見

図24-①-3,4は長軸像である．患側では，上前腸骨棘の円形状高エコー像に部分的骨不整像および剥離した骨片と思われる高エコー像が認められる．図24-①-5は患側短軸像であり，明らかに骨散乱像を認める．また若干剥離しているのが確認できる．

直ちに医師へ診察・X線検査を依頼した．X線上も明らかな骨剥離を示している．縫工筋に対しても異常がないかチェックすることを忘れてはならない．

■本症例について

この症例は，上前腸骨棘の裂離骨折であるが，筋肉付着部だけでなく，その延長上の筋肉にも軽度の筋挫傷を認めることも多く，当然施術の対象となる．

下肢帯

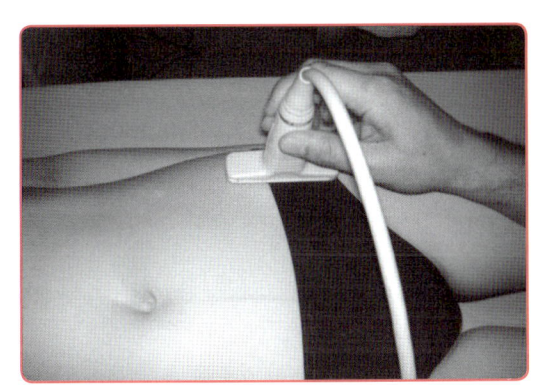

図 24-①-1　上前腸骨棘の長軸走査

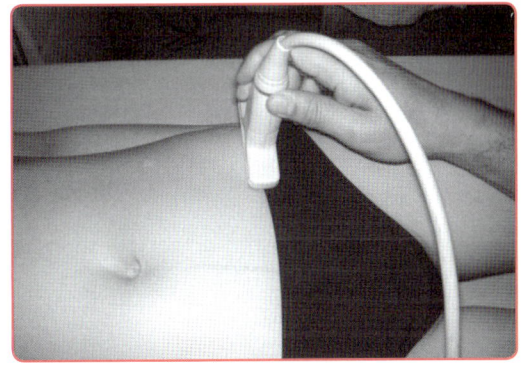

図 24-①-2　上前腸骨棘の短軸走査

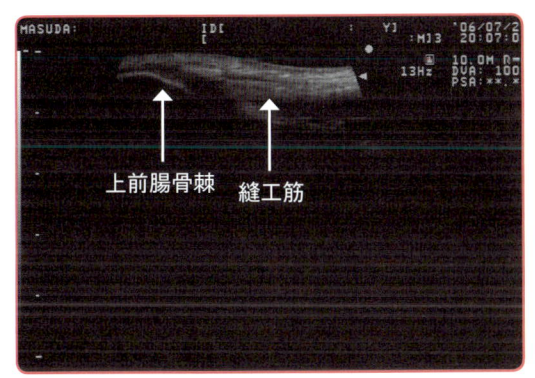

図 24-①-3　健側長軸像

図 24-①-4　患側長軸像

図 24-①-5　患側短軸像

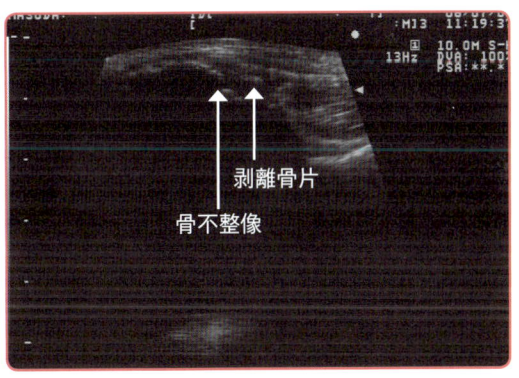

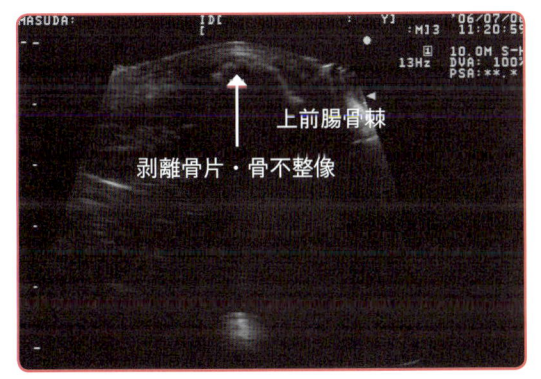

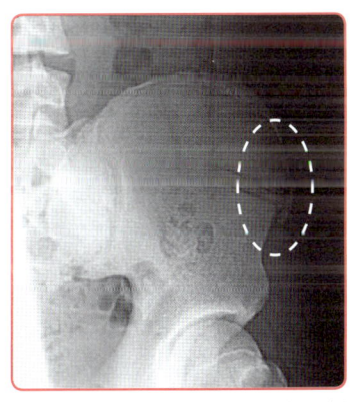

図 24-①-6　上前腸骨棘裂離骨折 X 線像

61

24-② 下肢帯

下前腸骨棘裂離骨折

概要

下前腸骨棘裂離骨折
大腿直筋の急激な過伸展により発症する．

超音波観察のポイント

骨盤・股関節付近の超音波観察は比較的容易である．推測される外傷性疾患は特定しやすいものが多く，骨隆起も明確に描出できる．ただし短軸像における筋肉層だけは，十分に観察前に頭に入れておく．筋肉断面の正常エコー像は，臨床所見と一致させるためにも把握しておく必要がある．

プローブ走査

問診・触診をもとに最大圧痛部でのエコー観察を開始する．まず短軸走査にて左右を比較する（図24-②-1）．次に関心領域を中心に長軸走査を行う（図24-②-2）．

症例 24-②

16歳・男性．ダッシュしようとして，股関節前面に痛みが走った．他整骨院に行き，肉離れと判断されたが，痛みが強いので当院を受診した．

■臨床所見

股関節屈曲抵抗運動に際して，限局的に痛みが誘発され，限局性圧痛も下前腸骨棘に認めた．筋層が厚いが，腫脹もその部位にあった．大腿直筋は異常にスパズムが強く，そのため肉離れと判断したのではないかと思われる．

■画像所見

図24-②-3は健側短軸像であり，下前腸骨棘はなめらかな円形状の骨線状高エコー像が認められる．やや下方にかすかに骨の切れ目があるが，これは成長軟骨線である．図24-②-4は患側短軸像であり，骨端核の不整像・剥離像を認める．図24-②-5は健側長軸像である．図24-②-6は患側長軸像であり，両者を比較すると，患側骨端核の不整像が明らかに認められる．かすかに成長軟骨も牽引されている．また，直筋付着部にも微小断裂・損傷があることを長軸像で確認できる．

■本症例について

圧痛部位と思われるところには骨散乱像がみられた．明らかに裂離骨折と判断し，医師へX線検査を依頼し，上記の診断を得た．

下肢帯

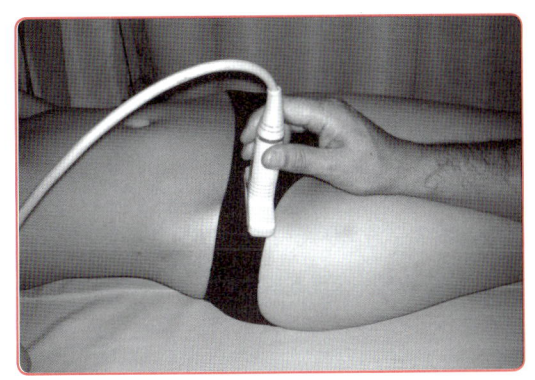

図 24-②-1　下前腸骨棘の短軸走査

図 24-②-2　下前腸骨棘の長軸走査

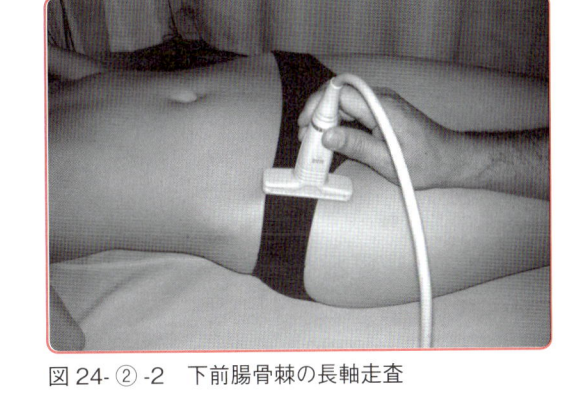

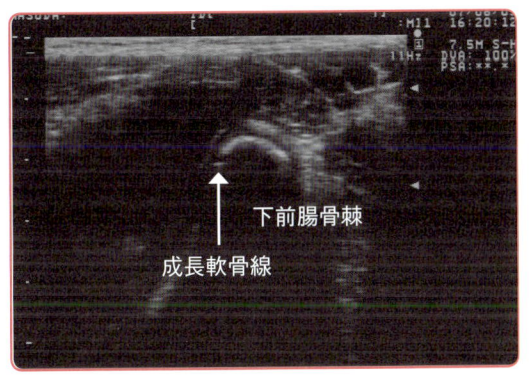

図 24-②-3　健側短軸像

図 24-②-4　患側短軸像

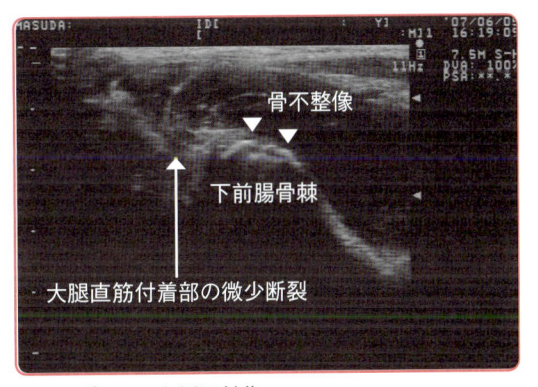

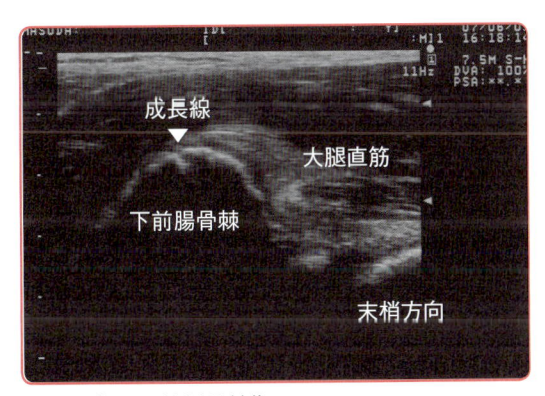

図 24-②-5　健側長軸像

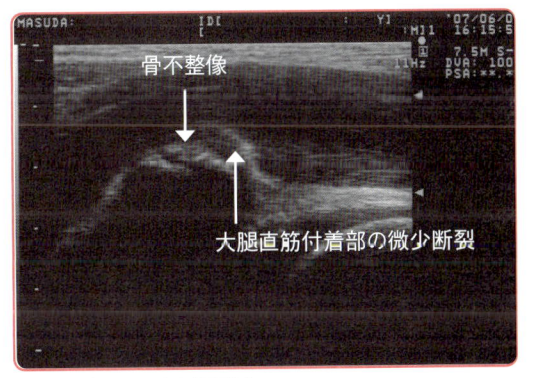

図 24-②-6　患側長軸像

25 ≫ 29 下　肢

- 25　大腿骨頸部骨折
- 26　変形性股関節症，股関節臼蓋不全
- 27　大腿骨骨化性筋炎
- 28　ハムストリングスの肉離れ
    - ①外側ハムストリングスの肉離れ
    - ②内側ハムストリングスの肉離れ
- 29　中間広筋挫傷

25 下肢

大腿骨頸部骨折

概要

大腿骨頸部骨折

内側骨折は骨粗しょう症をベースに高齢者や女性に多く発症する難治性骨折である．難治性の理由は関節内の骨折であり，骨折部表面に骨膜がないため骨の再生が困難であり，加えて，骨頭栄養血管の特殊性により骨頭部への血行が悪く阻血状態となる．

高齢者に多く発症するため骨の再生力が弱くなっていることに加えて，骨折時に剪断力が加わり骨折部周囲の大きな筋肉の影響で離開しやすくなる．また，その間に関節滑液が入り癒合が困難になると考えられる．

外側骨折は転子間骨折や貫通骨折となり，骨折部が関節外で発症するので血流が豊富で骨折の治癒状況も内側骨折に比してよいと考えられる．しかし高齢者が多く，他の合併症も多くあり難治性である．

超音波観察のポイント

大腿骨頸部骨折は，嚙合骨折では歩行にて来院してくることが多く，捻挫と間違うことが多い．

股関節では，まず骨折を疑うことが重要である．とくに老人の場合は骨折しやすく，頸部や骨頭の骨不整像・散乱像，その他関節水腫・effusion等注意深く観察する．

臨床所見と画像所見を比較して判断する．

プローブ走査

大腿骨頸部において，図25-1，2のように長軸・短軸走査を行う．長軸走査から始め，骨の亀裂や骨散乱像や骨不整像を確認した後，短軸走査に入るとよい．図25-3を参考にして，長軸・短軸走査にて股関節臼蓋・関節唇・大腿骨頭・大腿骨頸部へとプローブを移動させながら観察する．骨などの形状を考え，形態的変化に注意する．同時に関節水腫・関節包もチェックする．最後に上方に位置する腸腰筋の損傷にも注意する．

症例25

※エコー像は，この症例では左右反転しており，骨頭側を左に描出するのが基本である．

75歳・女性．転倒して股関節前面が痛いと訴え来院した．主訴は股関節痛であり，歩行可能であるが，跛行を呈していた．

■臨床所見

股関節の可動域検査や各種徒手検査は，痛みにより不可能であった．股関節前面のびまん性腫脹と大転子からの介達痛が認められた．股関節頸部骨折の可能性が強く，エコー観察にて判断することにした．

■画像所見

図25-4，5に示す長軸像では，健側はなめらかな大腿骨頸部であるが，患側は頸部に骨の線

下　肢

状高エコーの不整像・骨散乱像が顕著にみられる．
　図25-6, 7に示す大腿骨頸部の短軸走査においても，患側には明らかな骨散乱像が認められる．長軸で得られた関心領域に対応して，短軸像でも同様の所見が得られた．非常にインパクトの強い大腿骨頸部嵌合骨折と判断して，手術的治療が必要であることを説明した．図25-8は転医・オペ後のX線写真である．

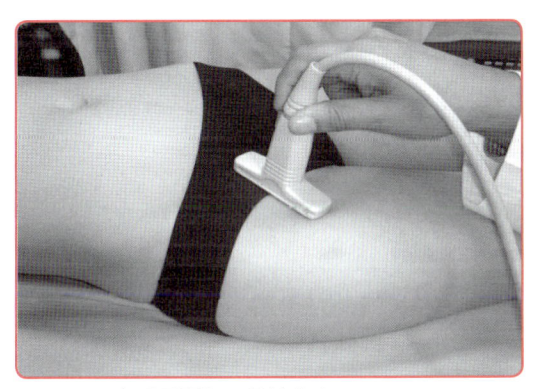

図25-1　大腿骨頸部の長軸走査

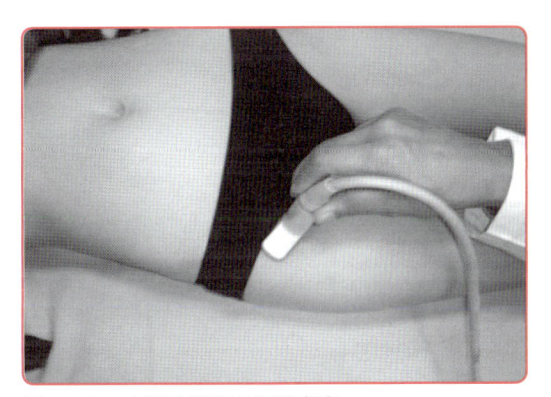

図25-2　大腿骨頸部の短軸走査

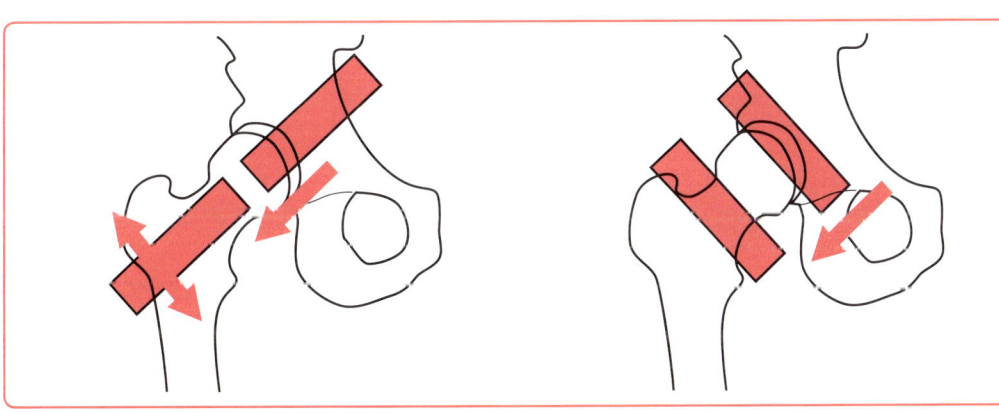

図25-3　左図長軸走査模式図　右図短軸走査模式図

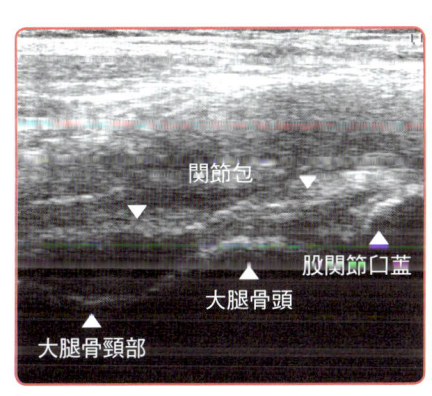

図25-4　大腿骨頸部　健側長軸像

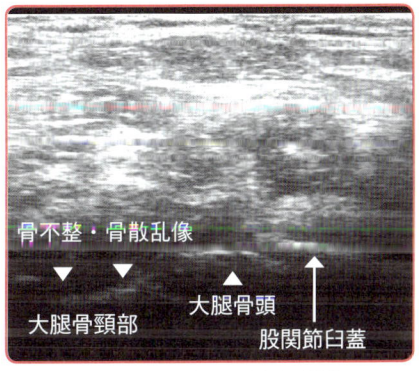

図25-5　大腿骨頸部　患側長軸像

67

25 大腿骨頸部骨折

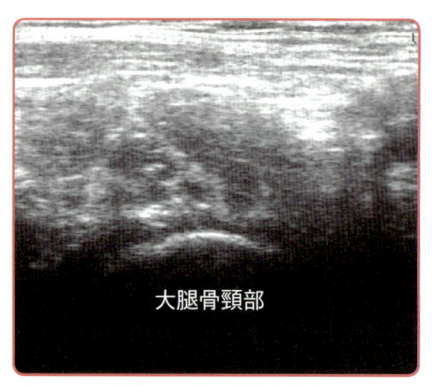

図 25-6　大腿骨頸部健側短軸像

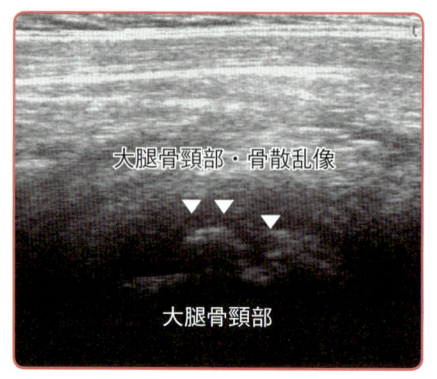

図 25-7　大腿骨頸部患側短軸像

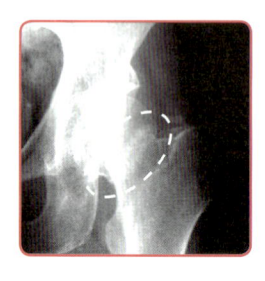

受傷時のX線像であり，明らかに大腿骨頸部嵌合骨折・内側骨折である．
しかも骨頭下骨折である．ただちに入院加療となり，手術適応となった．

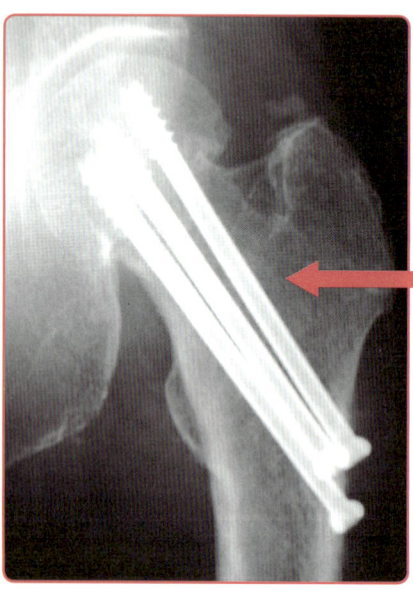

大腿骨頸部骨折の術後のX線像．マルティプルピンニングによる固定が行われ，予後は良好である．

図 25-8　左受傷時・右オペ後X線

26 下肢

変形性股関節症　股関節臼蓋不全

概要

変形性股関節症

　特発性として発症する関節症を一次性変形性股関節症という．先天性股関節脱臼，臼蓋形成不全，ペルテス病，関節リウマチなどの後に続発するものを二次性といい，日本では二次性が多いとされている．症状として股関節を中心に運動時下肢に痛みが増強し，安静時には症状が軽快するものである．

股関節臼蓋形成不全

　臼蓋形成不全は臼蓋縁の発育が不良で寛骨臼が浅く，臼蓋角が急峻となるもので，骨頭の位置は正常か外側方に移動して亜脱臼位となる．臼蓋形成不全が放置されたまま成長して，運動負荷時に股関節部に疼痛を訴え，発覚するケースがあるが，近年は減少傾向にある．

超音波観察のポイント

　股関節の超音波検査は単に長軸・短軸走査のみならず，プローブを扇状走査して矢状軸にても観察するとよい．とくに股関節臼蓋を詳細に観察することが重要である．

　股関節の痛みに対しては，老年者であれば基礎疾患として変形性股関節症があることが多く，画像判断に頼らず臨床所見やX線像による医師の判断も必要である．若年者であれば単純性股関節炎などが多く，関節水腫もよく見受けられる．自然発生的に疼痛を起こすものもあるが，外傷を起因として疼痛発症するものも少なくない．臨床的には，股関節臼蓋不全の患者も非常に多いので，十分な病態把握に努め，医師の指導を仰ぐ．

プローブ走査

　図26-1は股関節の長軸走査であり，大腿骨頸部軸にそってプローブ走査を行っている．股関節臼蓋から大腿骨頭，大腿骨頸部などを観察することができる．また，股関節の水腫を観察できる．

　図26-2は股関節の短軸走査であり，大腿骨頭から内側方・臼蓋にプローブを移動走査させる．とくに関節臼蓋部の変形などの観察に適している．

　図26-3は，股関節矢状軸での観察であり，大腿骨頭を中心に股関節を矢状軸にてプローブ走査している写真である．臼蓋部の変形や股関節包の肥厚・炎症，また，腸腰筋・大腿直筋などの観察に適しており，非常に有用な観察方法である．

　股関節の後方部分は，殿筋が厚いため，ほとんど描出困難である．描出には，3.5MHzのコンベックスタイプのプローブが必要である．

症例26

　69歳・女性．右股関節痛にて来院した．受傷機転としては，階段を踏み外したときに股関節を捻挫した．

26 変形性股関節症　股関節臼蓋不全

■臨床所見

パトリックテスト陽性にして，開排制限および股関節痛を認める．股関節前面に圧痛があり，歩行痛も認める．股関節の屈曲抵抗にて疼痛が増強する．

■画像所見

図26-4に健側長軸像を示す．患側（図26-5）では，股関節包は肥厚し不整像を呈し，高エコー像を示している．炎症所見と思われる．関節水腫などの所見はみられない．腸腰筋にスパズムを示す筋の肥厚がみられ，内部筋線維も不整である．これらの筋・関節包の炎症により股関節の痛みを訴えているものと考えられる．

さらに，図26-6，7の短軸像から，患側エコー像では軽度の骨変形像が認められる．腸腰筋の肥厚も一致している．

最後に示す図26-8，9は，プローブを（右股関節である）12時方向に扇状走査し，矢状軸にて観察している．股関節臼蓋部に骨増殖像・骨変形が認められ，短軸走査の所見と一致する．その他，長軸像において関節唇の位置が大腿骨頭を少し覆うのみで正常な位置関係にないと推測され，股関節臼蓋不全か骨頭の変形・扁平化などの可能性も否定できないため，医師に診察・X線検査を依頼した結果，上記診断を得た（図26-10，11）．

痛みの原因は関節包などの炎症が原因であるといえるが，根本的に股関節臼蓋不全や骨変形なども基礎疾患として存在していることも多い．痛みをとるだけでなく，これらの根本原因に対しても理学療法を考える必要がある．エコー観察のみに頼らず，X線検査をすることにより，今後の施術のエビデンスとなる．医療連携をしっかり行い，医師の指導を仰ぐことが大切である．

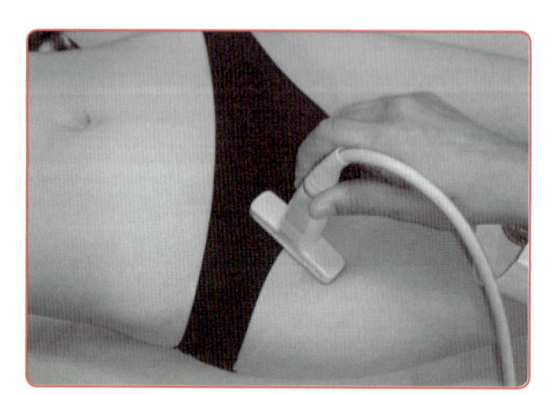

図26-1　股関節長軸走査

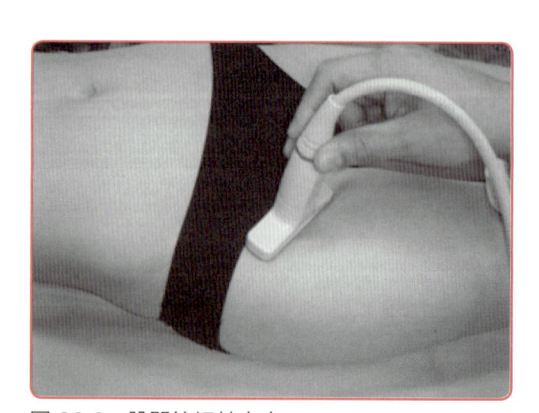

図26-2　股関節短軸走査

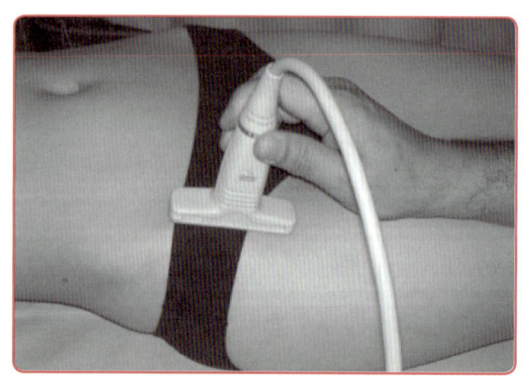

図26-3　股関節矢状軸走査

図26-3は，股関節矢状軸での観察である．大腿骨頭を中心に股関節を扇状に走査している．臼蓋部の変形・股関節包や腸腰筋・大腿直筋などの観察に適している．よく使用する観察法である．

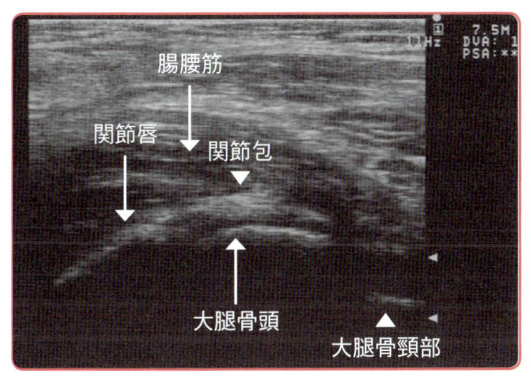

図 26-4　健側 長軸像

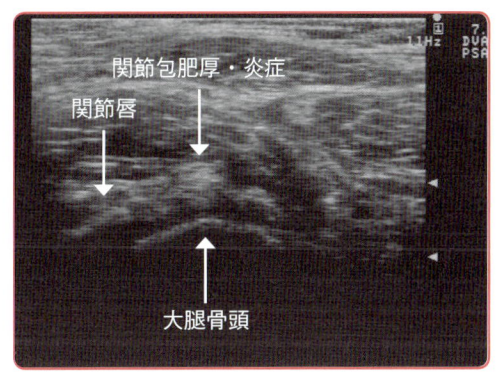

図 26-5　患側 長軸像

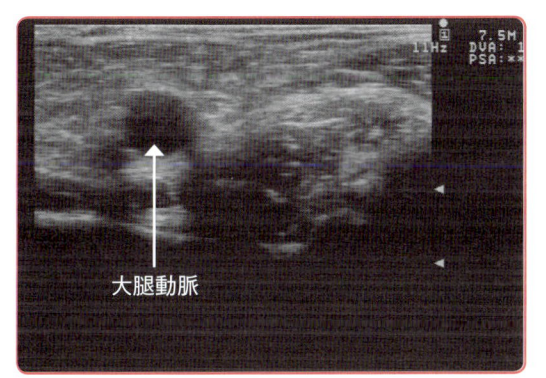

図 26-6　健側 短軸像

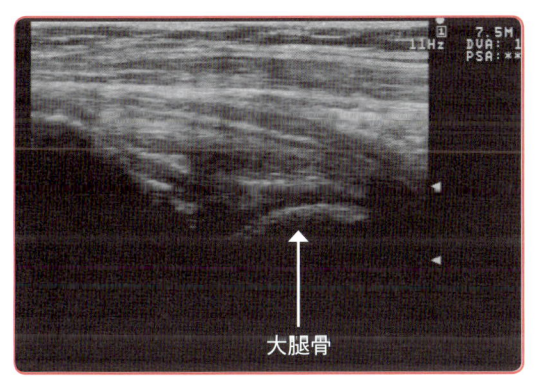

図 26-7　患側 短軸像　臼蓋部不整像

図 26-8　健側 矢状方向でのエコー像

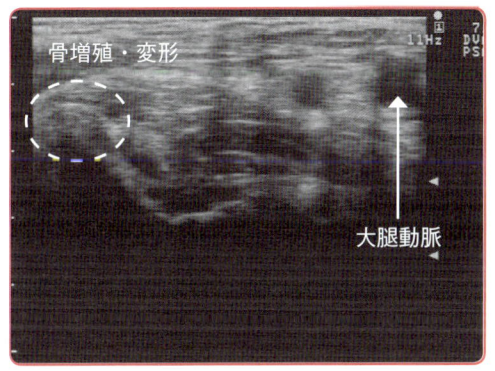

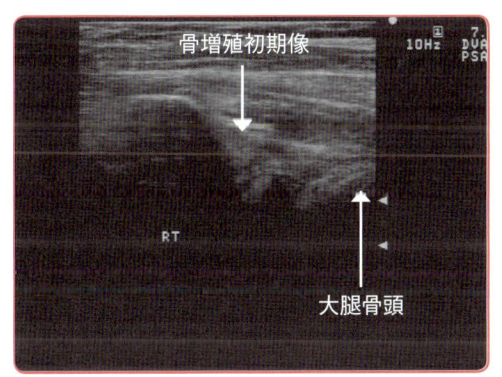

図 26-9　患側 矢状方向でのエコー像

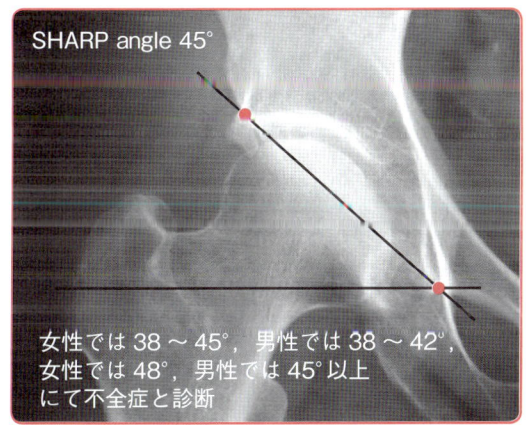

図 26-10　股関節臼蓋不全

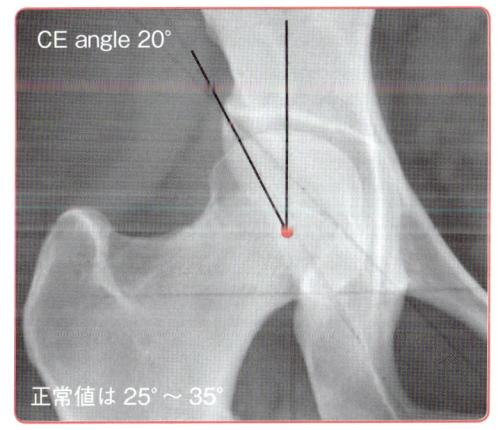

図 26-11

27 下肢

大腿骨骨化性筋炎

概要

大腿骨骨化性筋炎

骨化性筋炎は，骨折など外傷の後，治癒機転により筋肉や腱の出血巣が器質化される時点で異所性の骨化が生じるものである．肘関節，膝関節や股関節周辺など関節近くに好発し，また無謀な徒手整復により発症することが多いとされている．

超音波観察のポイント

筋肉離れ・筋挫傷については，まず臨床所見を取り，損傷筋を特定する必要がある．その上で患側・健側にマーキングし，短軸走査にて筋線維に対応する dot の不整や低エコー域・無エコー域を示す血腫を確認する．さらに境界部エコーや周囲の内部エコー性状をしっかり確認する．さらに，長軸走査にて再度損傷部を観察する．とくに筋肉内の強い高エコー像・ストロングエコーは仮骨性筋炎を疑う．そのポイントは後方陰影である．

プローブ走査

図 27-1 は，大腿骨前面の短軸走査である．詳細は以下の「観察のヒント」を参照．

症例 27

18歳・男性．サッカーの練習中，大腿部を蹴られて負傷した．主訴は大腿部打撲による挫傷である．

■臨床所見

大腿前面の腫脹が顕著にして，筋スパズムも強く，膝関節は屈曲不能であった．

■画像所見

初診時，著明な無エコー域を中間広筋内に確認した．巨大血腫と判断し，MRI 検査を依頼した．図 27-3，4 の MRI 画像では巨大な高信号を示す血腫が認められた．医師による穿刺後，愛護的に理学療法を継続するなかで，図 27-2 のエコー像では強いストロングエコーを確認し，音響陰影を認めた．仮骨性筋炎と推測できたので，医師に対診させた．図 27-5 の X 線像からもわかるとおり仮骨性筋炎と診断された．

観察のヒント　筋肉の超音波観察のコツ

肉離れや挫傷など筋肉に関しては短軸走査からはじめる．長軸走査では，プローブの角度によりエコービームが斜めに入射し，目的とする関心領域に垂直に当てることが困難なことが多いからである．最初に短軸にて全体像を観察し，健側・患側を比較する．その後，関心領域が確定されれば，その場でプローブを回転させ，長軸像にて観察する．

図 27-2 は，すでに受傷直後，血腫の穿刺を行っており，その後のリハビリ中に音響陰影が確認された．明らかに仮骨であり，やや大腿直筋を押し上げるようにみられる．

下 肢

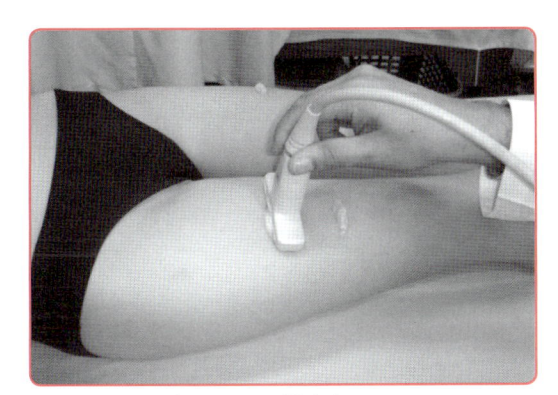

図 27-1　大腿部前面の短軸走査

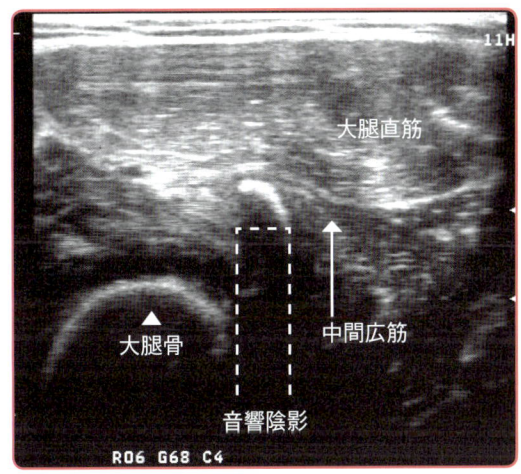

図 27-2　大腿部前面の仮骨性筋炎の短軸像

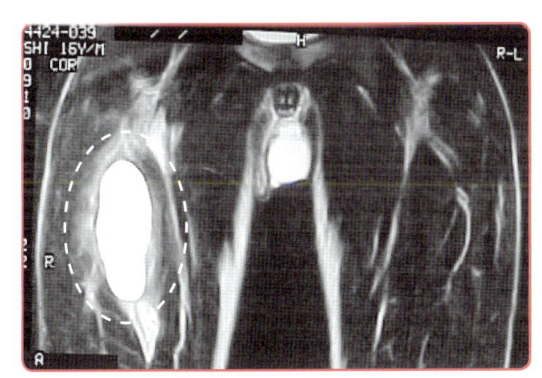

図 27-3　MRI　正中断面

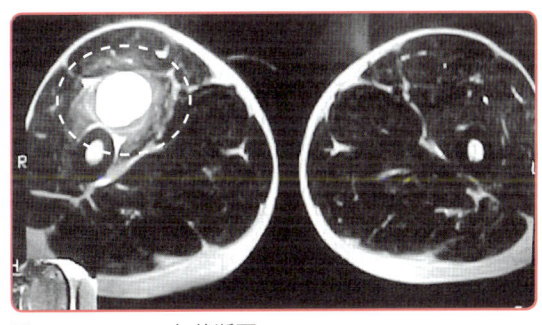

図 27-4　MRI　矢状断面

MRI像　T2強調像
中間広筋部分に巨大な血腫を確認できる.
初診時の血腫を高信号にて認める.
左冠状断・右水平断である. 水平断にて血腫は,
中間広筋に存在.

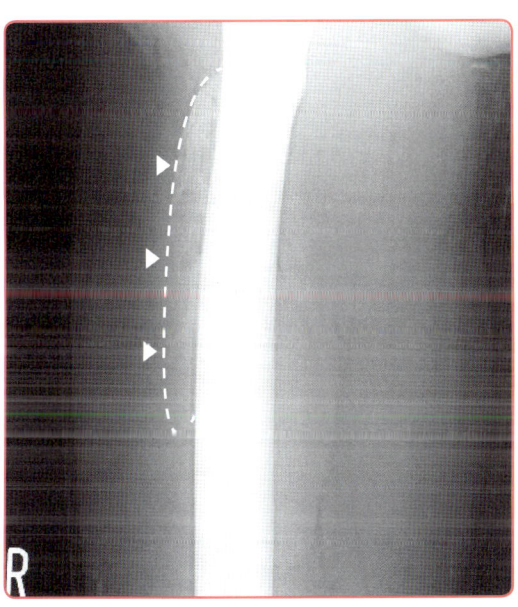

図 27-5　大腿部X線像

73

28-① 下肢

ハムストリングスの肉離れ ①外側ハムストリングスの肉離れ

概要

ハムストリングスの肉離れ

大腿後側部のハムストリングスが遠心性収縮状態で急激に伸展されたときに発症しやすいとされている．損傷部位（多くは筋腱移行部）に疼痛，腫脹，皮下出血，新鮮時は陥凹がみられることがあるが，時間の経過とともに血腫となる．

超音波観察のポイント

筋線維は，一般的に短軸像から観察するのがよい．短軸像では，筋線維に対応する輝点（dot）や筋間膜が高エコー像として観察される．まずこの筋線維内部エコーの不整像・損傷筋の肥厚・内部血腫を確認し，関心領域をしぼり長軸走査にて観察する．Stage 1 など，小さな損傷もある程度把握できる．長軸走査では，超音波ビームの入射角・走査線の違いにより筋損傷を判別しにくい．正常な筋線維は斜位（走行）構造をとり，内部エコーはやや低エコー像を示している．

プローブ走査

短軸走査（図28-①-1）と長軸走査（図28-①-2）を示す．エコービームの入射角を間違えると，正常組織が低エコーとして描出される．プローブの角度をいろいろ変えながら，関心領域を観察する．長軸走査においては，かならず短軸像にて得られた情報をもとに患部に垂直に当たるようにプローブ走査する．

症例 28-①

17歳・女性．陸上競技練習中に大腿部に疼痛を感じる．主訴は大腿部後面外側の痛みである．受傷機転としては，ダッシュしたときに大腿部に痛みが走ったとのことである．局所に圧痛・腫脹・熱感を認める．病歴に再三の当該部位への筋損傷あり．

■臨床所見

圧痛・腫脹・抵抗痛を認め，局所に硬結部位を触知した．

■画像所見

図28-①-3に健側短軸像を示す．筋線維内部エコーは整である．患側短軸像（図28-①-4）から，ハムストリングス内部に無エコー域に近い低エコー域を認める．また低エコー域周囲の筋線維構造には，大きな不整は認められない．さらに患部に置いたエコープローブで圧迫した際にも，この低エコー域には大きな変化を示さなかった．したがって，血腫ではないことが考えられた．さらに後方増強もみられる．陳旧性の肉離れであり，再度受傷したものと考えられる．この低エコー域は，筋線維の再構築が行われずに瘢痕組織として器質化したものと推測される．長軸像をみると，健側（図28-①-5）では筋線維は明瞭な斜位構造を示しているが，患側長軸像（図28-①-6）では部分的に筋線維構造が途切れ，低エコー域が確認されている．後方増強も確認される．

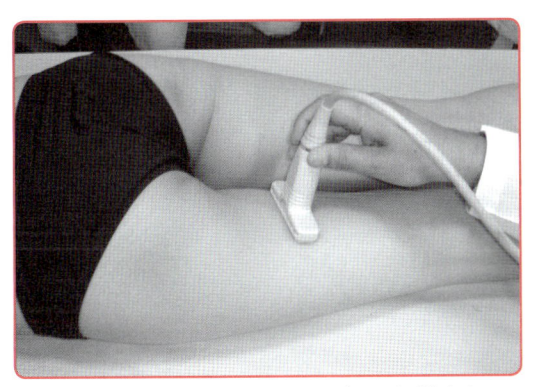

図28-①-1　外側ハムストリングスの短軸走査

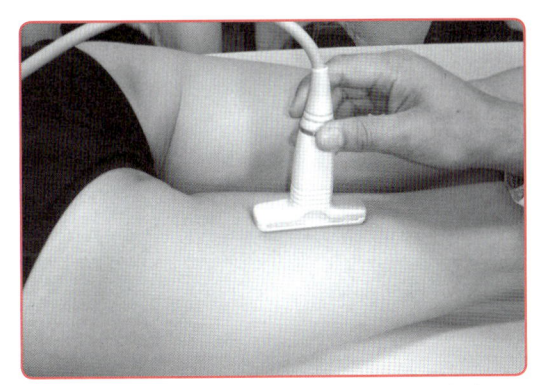

図28-①-2　外側ハムストリングスの長軸走査

観察のヒント　新しいソフトウェア・エラストグラフィーによる画像判断

　筋損傷においては，負傷時からの時間経過により画像輝度は変化することがある．臨床データから，stage1などの微細な筋損傷では，内部エコー性状の不整像および高輝度エコー像として描出されることが多く，stage2以上の損傷においては，患部組織内は低エコー像あるいは血腫無エコー域として描出される．

　画像読影の注意として，一般的に高輝度を示せば，反射強度が強いため硬度の上昇と理解されるが，さまざまな要因により高輝度がかならずしも硬度の上昇を示さないこともあるので注意されたい．新しいエラストグラフィーによる観察では，損傷部と思われる部位の高エコー像が確認されている．しかし，弾性は低下しているケースもある．表層・周囲筋肉群は疼痛や炎症により反射的に緊張し，筋硬度・弾性は上昇することがわかってきた．つまり，音響的には，音響インピーダンス＝音速値×密度であり，急性期には種々の炎症細胞・白血球などの増加や炎症による密度の上昇や内部温度上昇が強く反映され，高輝度に表現されているのではないかと考えられる．

　急性期を過ぎ完全に慢性化した場合も輝度上昇がみられる．このケースは血流の流れが停滞し，血液・水分量の低下による高輝度化であると推測される．当然筋硬度も上昇する．

　このように負傷からの時間的経過や負傷後の状態，損傷程度や損傷形態によりエコー輝度は違うことが推測されるため，臨床所見・画像所見などを総合的に判断する．

28-① ハムストリングスの肉離れ

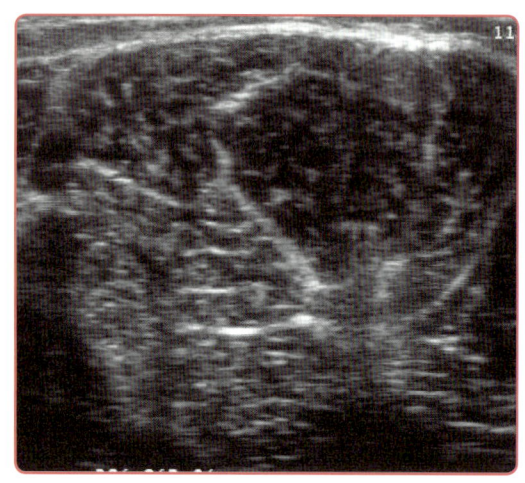

図28-①-3　左健側短軸像

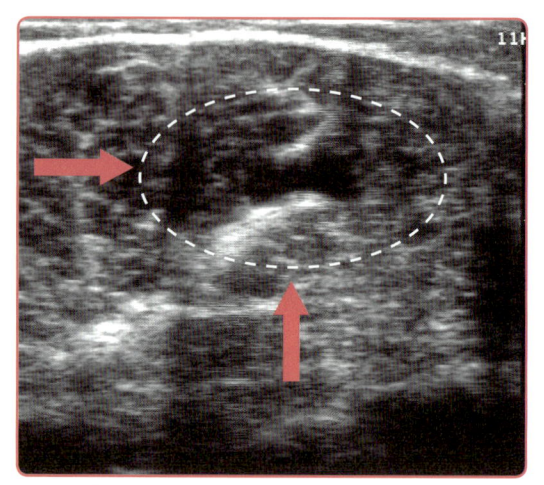

図28-①-4　右患側短軸像

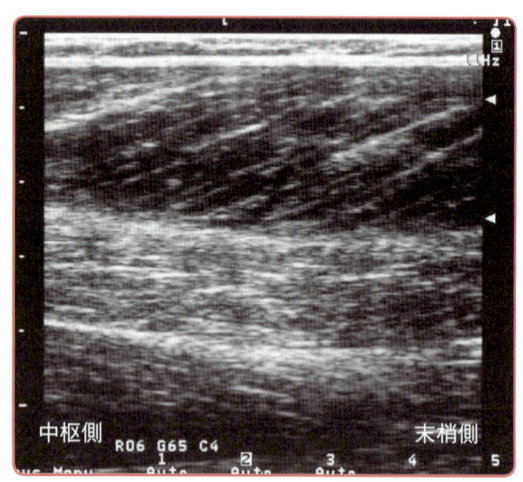

図28-①-5　左健側長軸像

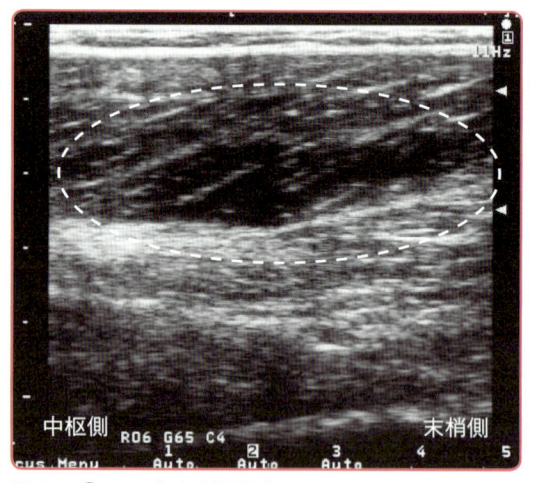

図28-①-6　右患側長軸像

■**本症例について**

　この症例では，筋断裂による血腫無エコーと考えられることが多いかもしれない．ここでは，低エコー域の下方に後方増強を認めるが，プローブにて圧迫しても，この低エコー域の形状に変化がなかった，低エコー域周囲のエコーに不整像が強くない，などから，既往歴として，筋損傷して後，筋線維として再構築されていない瘢痕組織が器質化したものと判断できる．

　この瘢痕組織が原因で，筋肉痛や筋損傷を再発することが多いことも事実である．

28-② 下 肢

ハムストリングスの肉離れ ②内側ハムストリングスの肉離れ

超音波観察のポイント

　筋損傷のエコー観察では損傷域を確定し，その損傷程度を明確にすることは，なかなか困難であるが，しっかりと臨床所見とエコー像を比較対照しながらその病態を明らかにする．軽度の筋損傷では炎症性の高エコー像として描出される．また，新鮮例と陳旧例との鑑別が重要である．既往歴や受傷時間などを詳細に聞き，関心領域の内部エコー性状の読影を行う．

プローブ走査

　図28-②-1，2に短軸走査・長軸走査のエコー像を示す．内側ハムストリングス（半腱半膜様筋）を観察しているところである．詳細は症例28-①を参照．

症例 28-②

41歳・男性，左大腿部後面痛．野球の守備で捕球をする際に足を踏ん張り受傷した．

■臨床所見

　大腿後面に腫脹・熱感・圧痛を認める．膝屈曲抵抗にて疼痛顕著である．

■画像所見

　図28-②-3，4における短軸像を比較すると，患側内部（→部位）に無エコー域を認め，血腫である可能性を示す．筋線維に対応する輝点・dotが著明な不整像を示している．さらに低エコー域・無エコー域は混在し，周囲の内部エコー性状は全体的に不整であり，新鮮例であることがわかる．図28-②-5，6の長軸像から，患側筋線維の斜位構造は途絶しており，血腫無エコー域を認めている．さらに筋断裂による血腫の下方には，後方増強が観察されている．血腫無エコー域による後方増強である．

■本症例について

　図28-②-7の長軸像では，筋線維の出現がみられる．筋肉の再構築が行われていると考えられる．図28-②-8の短軸像においても血腫を示す無エコー域は消失し，筋線維に対応したdotが観察される．

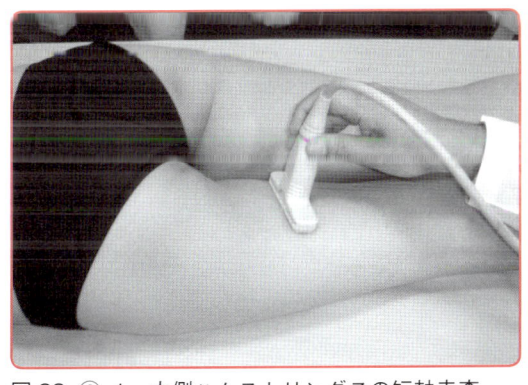

図28-②-1　内側ハムストリングスの短軸走査

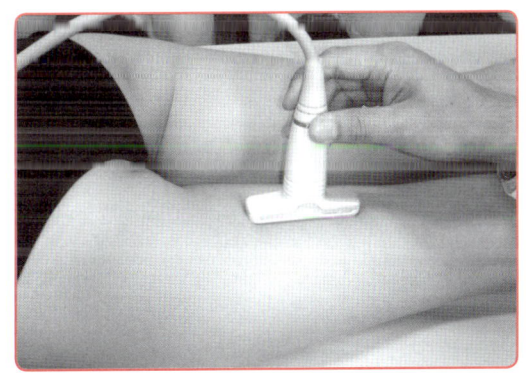

図28-②-2　内側ハムストリングスの長軸走査

28　ハムストリングスの肉離れ②

　全体として，長軸像も短軸像もやや明瞭さにかけ，筋線維が不明瞭である．短軸像においても部分的な低エコー域の存在は認められるが，修復途中であり，筋の再構築への変化として参考にしてほしい．

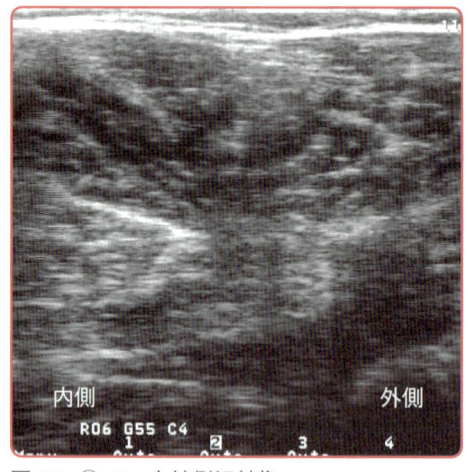

図 28-②-3　右健側短軸像

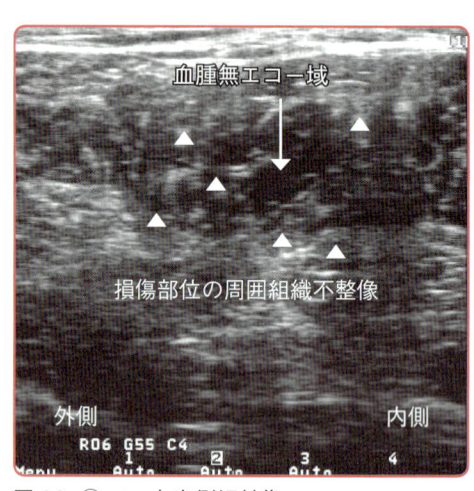

図 28-②-4　左患側短軸像

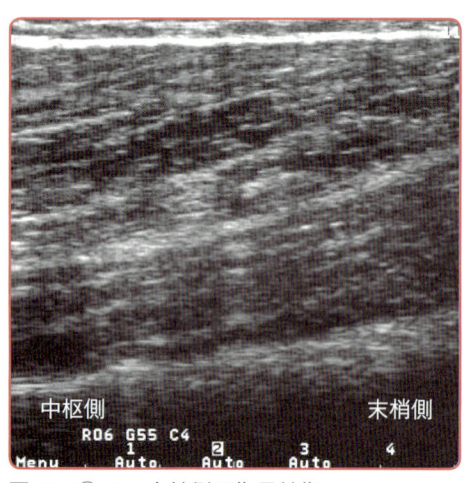

図 28-②-5　右健側画像長軸像

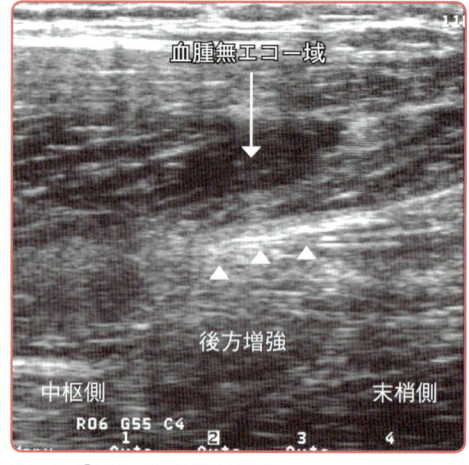

図 28-②-6　左患側長軸像

内側ハムストリング肉離れ，20日経過後のエコー像

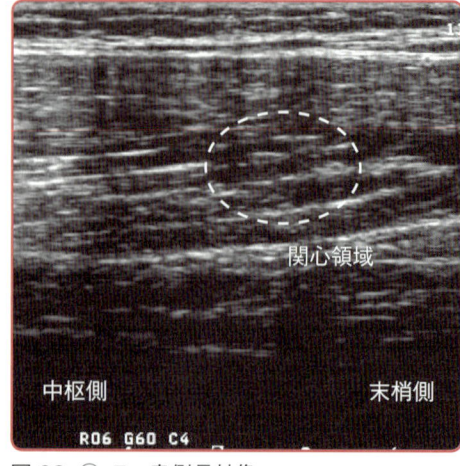

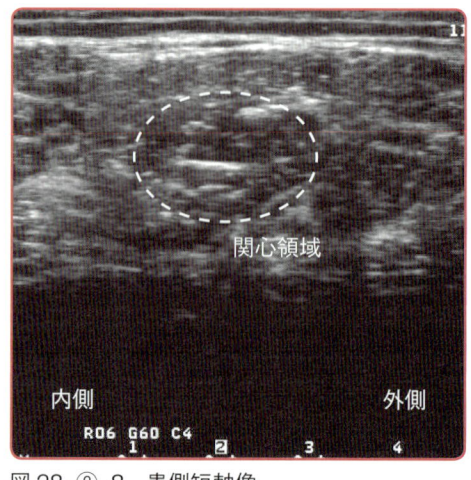

図 28-②-7　患側長軸像

図 28-②-8　患側短軸像

29 下　肢

中間広筋挫傷

概要

中間広筋挫傷

　大腿四頭筋損傷では直接外力を受けた場合には挫傷となるが，間接的には肉離れを生じる．大腿部の肉離れは大腿直筋と中間広筋に多いとされる．損傷の程度によりⅠ～Ⅲ度に分類される．重度（Ⅲ度）の場合は筋肉中に陥凹を触れる．受傷後24～48時間以内に著明な血腫（巨大血腫）ができる．

超音波観察のポイント

　挫傷は，柔道整復師の業務範囲であるが，本症例のように巨大血腫が出現した場合は，当然，穿刺が必要であり，このようなケースでは早期に医師に対診させることはいうまでもない．可能性として仮骨性筋炎への移行が強いからである．穿刺後も，常に血腫の状態を確認することが大切である．

プローブ走査

　※図29-1，2にあるが，詳細は症例27，28-①参照．

症例29

18歳・男性．主訴は大腿部前面痛であり，サッカーの練習中に大腿前面をけられて負傷した．

■臨床所見

　歩行痛顕著にして跛行を呈していた．大腿前面の圧痛・腫脹・熱感を強く認めた．皮膚温は健側比+1.5℃であった．膝関節屈曲は不可であった．

■画像所見

　図29-3は正常中間広筋短軸像，図29-4は正常中間広筋長軸像である．

　負傷原因・臨床所見からして，大腿部挫傷は明らかであり，すぐにエコー観察した．

　図29-5～8のエコー像を参考にしてほしい．患側では，中間広筋内に筋断裂部・血腫無エコー域が認められた．どちらも初診時の画像である．初診時においては，血腫無エコー域はさほど大きくなかったため，RICE処置およびテーピング・圧迫包帯などにて処置した．

　しかし次の日にはさらに血腫の拡大がみられた（図29-9，10参照）．

　2日目のエコー像にて血腫の拡大を確認したため，このまま保存療法を継続することは困難と考え，MRI検査の実施と穿刺処置を依頼した．図29-11，12のMRI画像に一致するエコー所見である．

29 中間広筋挫傷

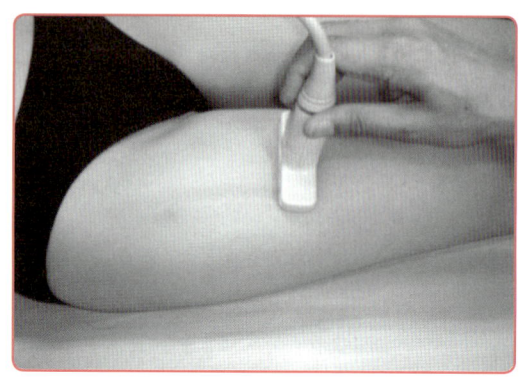

図 29-1　大腿部中間広筋の短軸走査

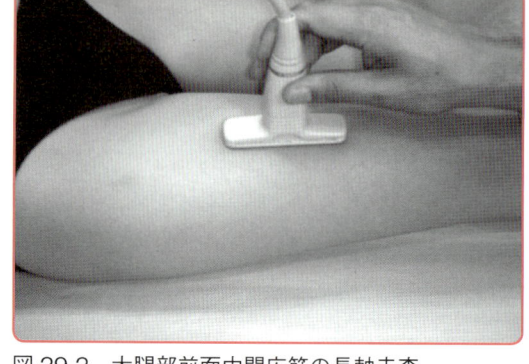

図 29-2　大腿部前面中間広筋の長軸走査

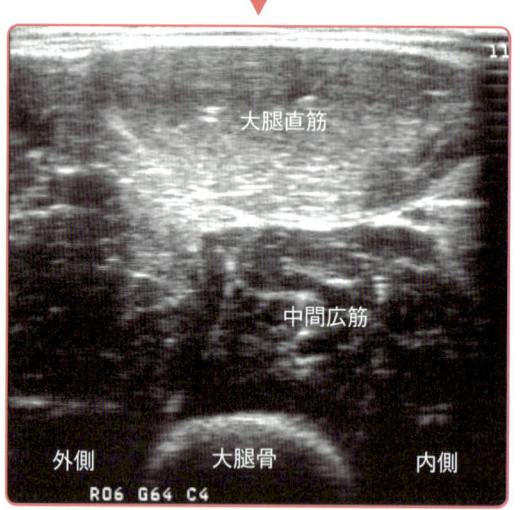

図 29-3　中間広筋短軸像（正常画像）

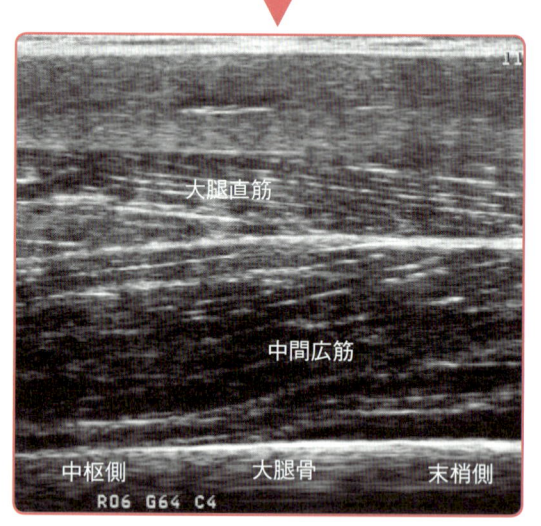

図 29-4　中間広筋長軸像（正常画像）

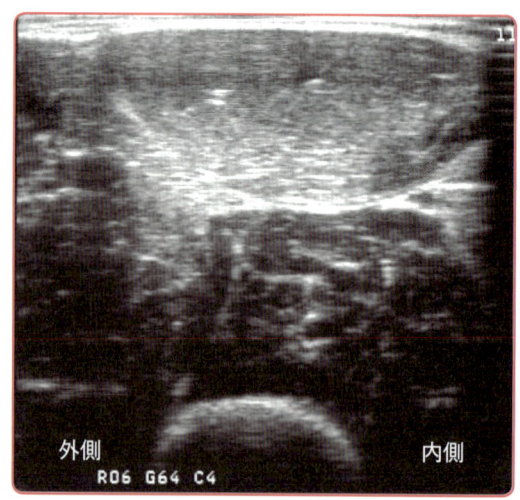

図 29-5　健側短軸像

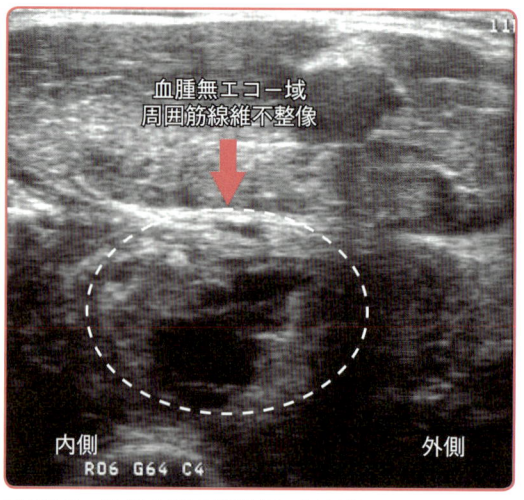

図 29-6　患側中間広筋挫傷　短軸像

下 肢

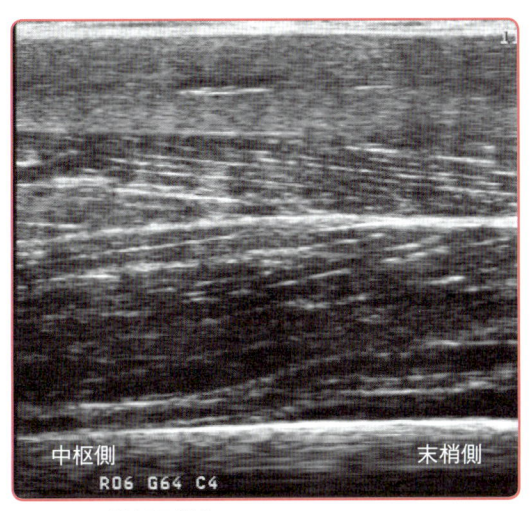

図 29-7 健側長軸像

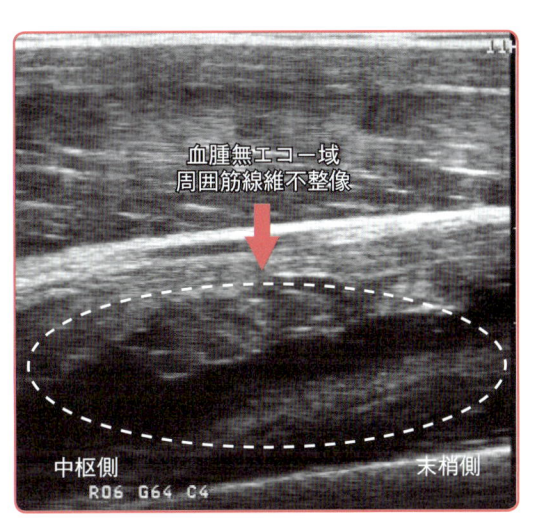

図 29-8 患側中間広筋挫傷　長軸像

患側　中間広筋挫傷　長軸像・短軸像　2日目

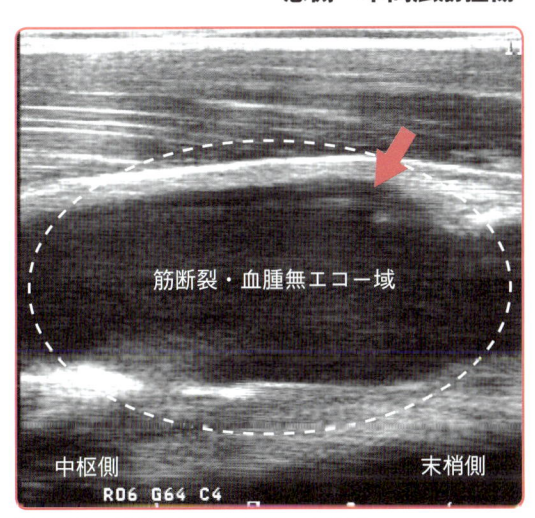

図 29-9 患側中間広筋挫傷　長軸像

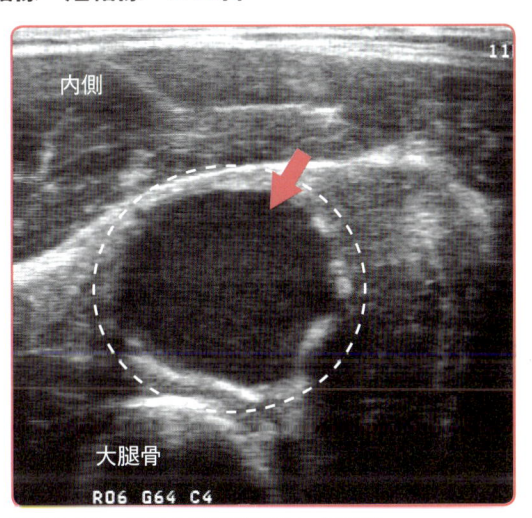

図 29-10 患側中間広筋挫傷　短軸像

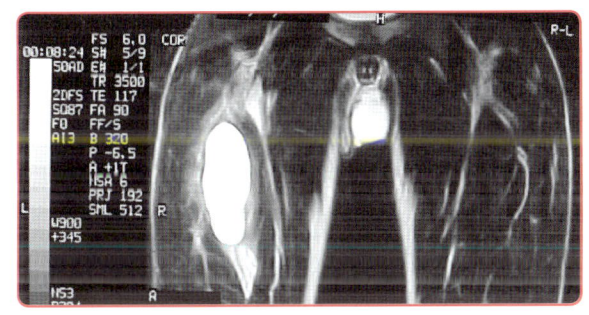

図 29-11 中間広筋部の巨大血腫の MRI 画像　T2強調像・冠上断

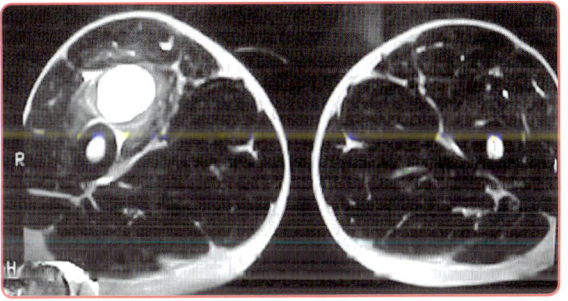

図 29-12 中間広筋部の巨大血腫の MRI 画像　T2強調像・水平断

81

30 ≫ 39 膝 部

- 30 腸脛靭帯炎
- 31 膝蓋靭帯炎
- 32 膝蓋靭帯部分断裂
- 33 有痛性分裂膝蓋骨
- 34 前膝蓋滑液水腫
- 35 Hoffa 病
- 36 変形性膝関節症に伴う関節水腫
- 37 Osgood-Schlatter 病
- 38 半月板損傷
- 39 膝(PCL 後十字靭帯)付着部裂離骨折

30 膝 部

腸脛靭帯炎

概要

腸脛靭帯炎

ランニングなど膝関節の繰り返す屈伸により，腸脛靭帯と大腿骨外側顆との間の摩擦による炎症が生じたものである．運動時に膝関節外側部の疼痛がある．

超音波観察のポイント

一般的には，腸脛靭帯の friction syndrome といわれているが，突然痛みや炎症が強くなり，来院するケースが多い．膝関節屈曲 30°にて腸脛靭帯を長軸走査にて観察するが，このときの effusion の程度と靭帯の肥厚や不整像により，練習を継続しながら治療するか，しばらく安静・加療とするかのどちらを選択するかは，画像所見により決定するとよい．

プローブ走査

膝 30°軽度屈曲位にて腸脛靭帯を触知し，マーキングした後，図 30-1，2 の模式図のように長軸走査を行う．屈曲は腸脛靭帯間と骨との炎症程度を観察する必要性があるからである．

症例 30

18歳の女性，陸上選手．主訴は膝関節外側の痛みである．以前から走行中に違和感を訴えていたが，ランニング中つまずき，突然激痛がはしり受診．

■臨床所見

膝関節 30°屈曲位にて，外側顆を圧迫しながら膝の屈伸を行うと痛みが誘発された．いわゆる Grasping test 陽性であった．また大腿筋膜張筋および腸脛靭帯に緊張も強く，圧痛も顕著であった．

■画像所見

臨床的には膝関節 30°屈曲位にて大腿骨外側顆を描出しているが，健側画像（図 30-3）では腸脛靭帯が帯状の高エコー像に描出されている．しかし患側画像（図 30-4）では明らかに腸脛靭帯の不整がみられ，さらに外側顆と靭帯間に低エコー域・腫脹が強くみられる．一般的には，腸脛靭帯と大腿骨外側顆の間で摩擦により炎症を起こすものであるが，帯状の腸脛靭帯の高エコー像にも肥厚や不整がみられることが多い．

膝　部

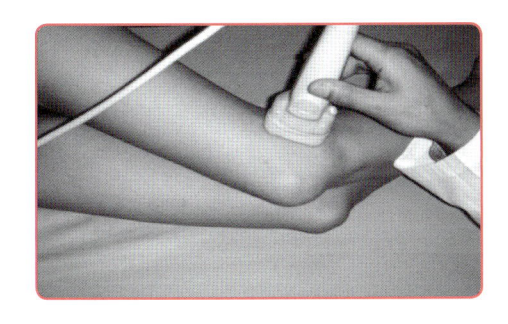

図 30-1　腸脛靭帯への長軸走査

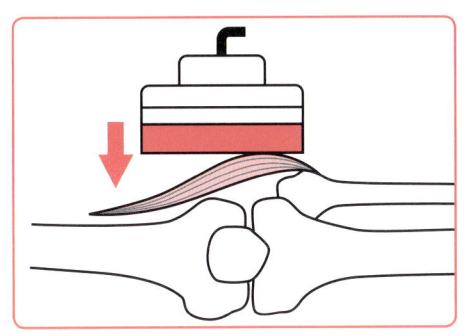

図 30-2　腸脛靭帯へのプローブ走査・模式図

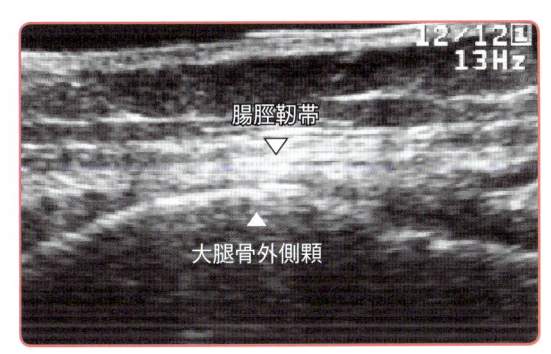

図 30-3　健側長軸像

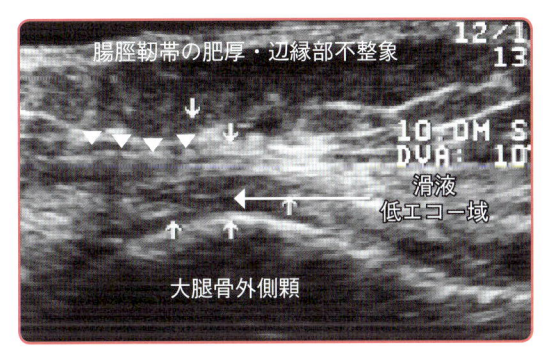

図 30-4　患側長軸像

85

31 膝部

膝蓋靱帯炎

超音波観察のポイント

膝蓋靱帯の観察にあたっては，膝関節を伸展させたり，屈曲させたりすることにより，画像の変化に注目する．過屈曲させると，靱帯は緊張し膝蓋靱帯の微小な断裂や靱帯付着部の骨傷・骨膜損傷のような不整像も明確に描出される．さらに短軸像では，靱帯の外側か内側かにより，膝関節の牽引力の強い筋肉などにも言及できるため，リハビリにとっても非常に参考となる．

症例 31

17歳・男性，バレーボール選手．主訴は膝痛であり，膝蓋骨下棘の膝蓋靱帯に疼痛を有する．ジャンプ時に疼痛が顕著であり，着地時に突然痛みが強くなり来院した．慢性的ないわゆるジャンパー膝のようなものであるが，外傷により疼痛と炎症が増加したものと判断した．

■臨床所見

正座では疼痛を認め，やや困難であった．膝伸展抵抗痛は顕著で，局所的に圧痛が強く，腫脹・熱感も認められた．

■画像所見

図31-1，2のように，やや膝蓋骨下極への長軸走査を行っている．健側長軸像（図31-3）と比較すると，患側膝蓋靱帯（図31-4）の肥厚がみられ，とくに下極の靱帯付着部に高エコー像を認める．なかには骨傷・骨膜損傷のような不整像がみられることもあるので注意深く観察する．伸展位では靱帯が緩みカーブを描く．微小な断裂や膝蓋骨下極の骨傷，裂離骨折を見逃がすことがあるので，膝関節の角度を変化させながら観察を行う．短軸走査も追加する．

膝　部

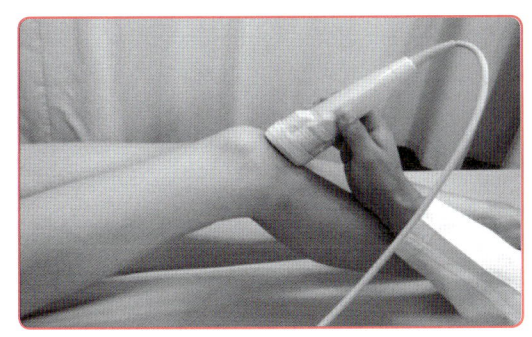

図 31-1　膝蓋靱帯への長軸走査

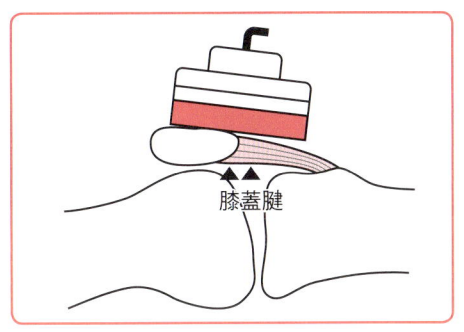

図 31-2　膝蓋靱帯へのプローブ走査　模式図

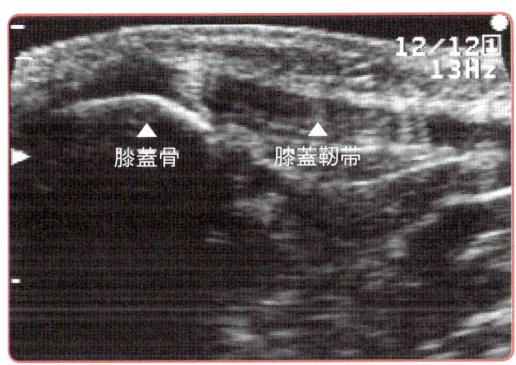

図 31-3　健側膝蓋靱帯への長軸像

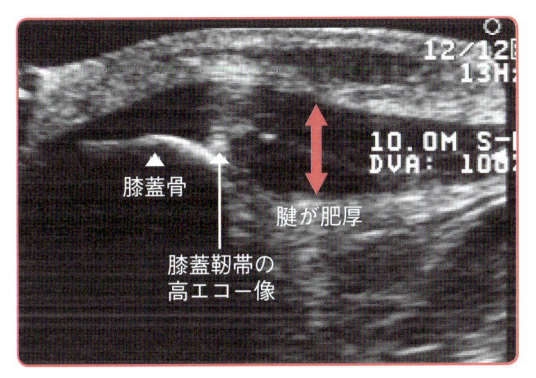

図 31-4　患側膝蓋靱帯への長軸像

87

32 膝部

膝蓋靱帯部分断裂

超音波観察のポイント

膝蓋靱帯の観察では，その多くはジャンパー膝を考えるが，臨床では膝蓋骨下極裂離骨折などにも遭遇することがある．一般的には膝蓋靱帯の肥厚がみられ，靱帯付着部の骨傷・骨膜損傷や靱帯の損傷・断裂が観察される．観察のポイントとしては，膝の屈曲角度を変えることで超音波ビームの反射率が変化するため，状況に応じて角度を決定する．

プローブ走査

図32-1は長軸走査であり，膝蓋骨下極を中心に観察している．図32-2はさらに関心領域を確認するため，プローブを回転させ観察した短軸走査である．長軸・短軸ともに同じ所見が得られれば，判断は適切である．

症例32

18歳・女性．バドミントンの試合中にシャトルを取ろうとして踏み込んだときに負傷した．主訴は膝関節痛であり，AKPである．歩行痛もあり，痛みのため走行困難もある．

■臨床所見

パテラの下極の膝蓋靱帯に圧痛があり，膝伸展抵抗痛および軽度の筋力低下を認めた．

■画像所見

臨床所見をもとに図32-3，4のように膝蓋靱帯を前面から観察する．軽度屈曲位にすることで膝蓋靱帯には張力が働き，エコービームが垂直に入射しやすいため帯状の高エコー像が観察されやすい．

図32-5は患側長軸像であり，矢印部分に低エコー域が認められる．この靱帯内の低エコー像が虚像でないかを確認するために少しプローブ角度を変えて得られた画像である．やはり低エコー域は認められた．関心領域が特定されたならば，つぎに短軸走査にて観察する．図32-6は患側の短軸像である．

膝蓋靱帯は，一般的に楕円形の高エコー像として描出されるが，患側では肥厚がみられ，さらに短軸走査にても明らかに靱帯内部に低エコー域が認められ，部分断裂と判断した．長軸像に短軸走査を追加することで，明瞭に断裂部低エコー域が観察された．一般的に完全断裂では，早急に手術療法が選択されるが，しかし部分断裂ということで保存療法にて経過観察した．この症例での断裂部低エコー域は，境界エコーや内部エコーがやや明瞭であることから，やや亜急性であることは判断できるが，熟練が必要である．周囲のエコー性状の整・不整像をしっかりと理解しなくてはならない．ただ単に関心領域だけを観察するのではなく，その周囲のエコー性状に注意を払っておくことが大事である．

■本症例について

図32-7，8のエコー像をみてみると，断裂部低エコー域にすでに血管の進入がみられている．断裂後，日時の経過が推測される．もしくは軽微なmicro ruptureから新たに断裂部が拡大したものと考えられる．軟部組織の損傷・断裂直後には，周囲の血流の増勢が起こり，その後，損傷

膝　部

部内に新生血管が作られ，血管進入がみられる．この症例では，やや亜急性の状態で，再度急性外傷による断裂部の拡大が生じたものではないかと推測される．

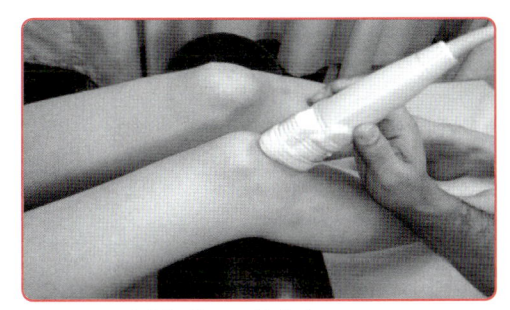

図 32-1　膝蓋靭帯の長軸走査

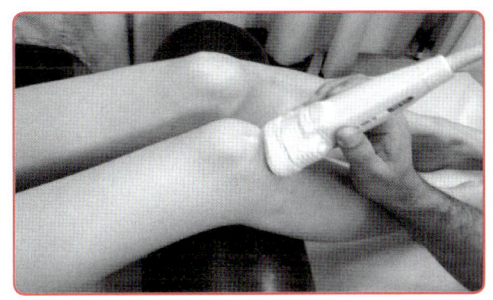

図 32-2　膝蓋靭帯の短軸走査

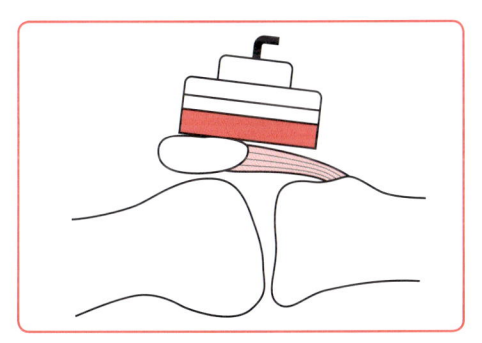

図 32-3　膝蓋靭帯の長軸走査 模式図

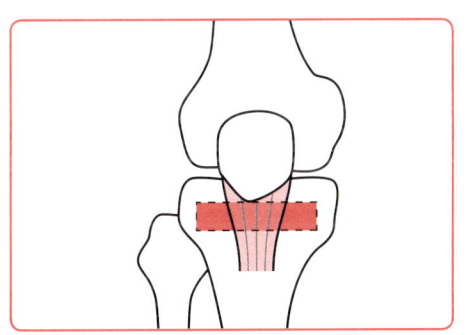

図 32-4　膝蓋靭帯の短軸走査 模式図

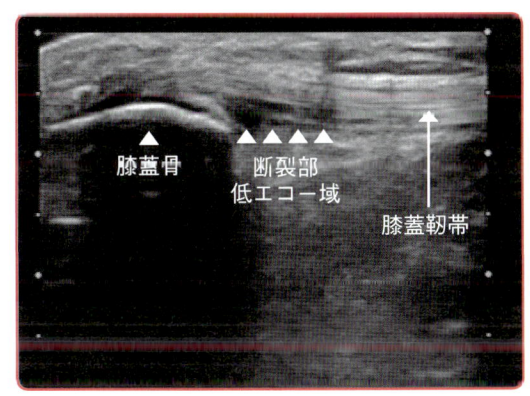

図 32-5　膝蓋靭帯の長軸像

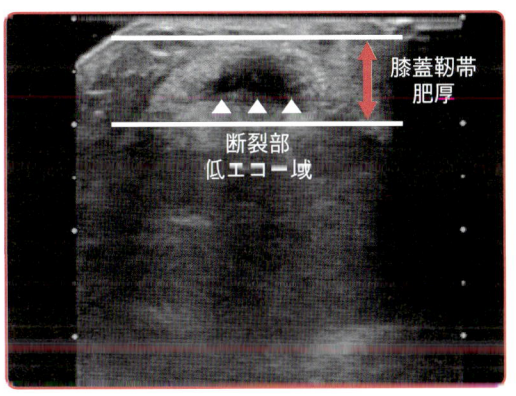

図 32-6　膝蓋靭帯の短軸像

32 膝蓋靱帯部分断裂

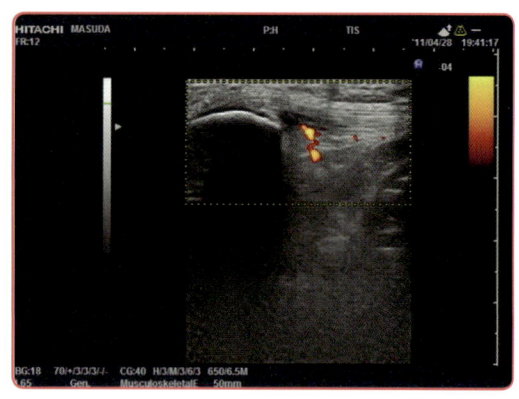

図 32-7　膝蓋靱帯の長軸像・血管進入

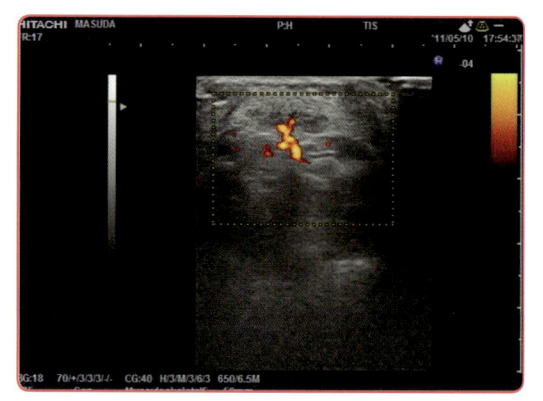

図 32-8　膝蓋靱帯の短軸像・血管進入

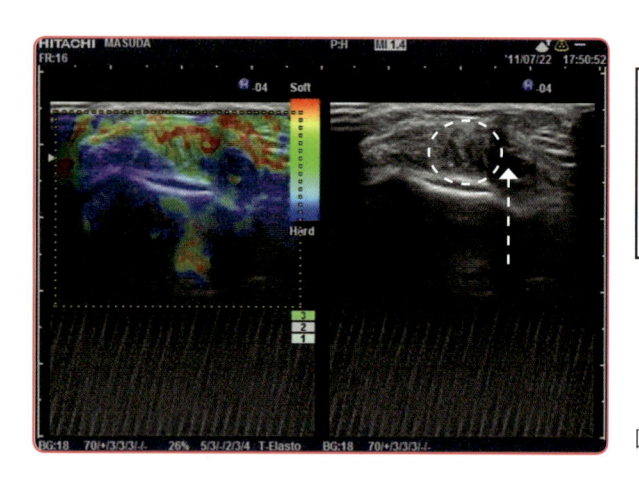

円形内のやや不鮮明な高エコー域と低エコー域の混在部位が，新たな損傷部であり，やや赤色色調を示している．点線↑部位は低エコー域にかかわらず青色色調を示しており，これはやや器質化した瘢痕組織と考えられる．

図 32-9　膝蓋靱帯の短軸像のエラスト画像

>>> 観察のヒント >>> ドプラの普及とエラスト画像 >>>

　現在では，ドプラの普及により，炎症期や組織修復期，そして再構築期などの判断が可能になった．さらに，エラスト画像では，新しいソフトウェアにより組織弾性・硬度を色調にて表示することができる．組織間のひずみが少ないと青色に表示される．青色は弾性が高く，硬いと表示される．組織の損傷により組織間のひずみが強くなると赤色に表示される．赤色は弾性が低く，柔らかいと表示される（図 32-9）．今後は，これらの新しいソフト開発により，一段と正確な判断が可能となるであろう．さらにBモード画像の読影の判断として有効である．低エコー域が，すべて新鮮な損傷・断裂ではないことを付け加えておく．詳細なプローブ走査と読影により判断することが大事である．

33 膝 部

有痛性分裂膝蓋骨

概要

有痛性分裂膝蓋骨

膝蓋骨は通常，1個の骨であるが，骨化核が複数存在して数個の分裂膝蓋骨になることがある．通常は無症状であるが，スポーツによるオーバーユース時に分離骨間の反復牽引を強いられ疼痛を発症する．

超音波観察のポイント

有痛性分裂膝蓋骨はよくみられる症例であり，両側性にある．既往歴・原因などを明確にすることで，慢性・亜急性・急性を鑑別することは可能であり，原因をしっかりと明確にする．画像所見で述べているが，時に分離部の骨折や膝蓋骨の裂離骨折もあるので注意してほしい．骨形状や周囲の内部エコー性状によって明確にできる．プローブ走査は，やや縦・斜め方向に分離部が走るので短軸走査だけでもよい．

症例 33

15歳・男性．サッカーの練習において軽度の痛みを訴えていたが，ロングキックと同時に強い痛みが出現した．主訴は膝蓋骨部の疼痛である．反復する膝関節の伸展力に加えて，1回の外力で膝蓋骨にストレスが加わり発症したものと考えられる．基礎疾患としては有痛性分裂膝蓋骨がある．

■臨床所見

膝蓋骨外側上方に限局性圧痛・腫脹を認め，膝伸展抵抗時に疼痛が増強する．キックによる外傷により，この部分にストレスがかかり，疼痛と腫脹が発生したものと推測した．

■画像所見

図33-1は長軸走査，図33-2は短軸走査である．基礎疾患が分裂膝蓋骨であることから考えて短軸走査を主として観察した．パテラは楕円形の線状高エコー像を示している．図33-3は膝蓋骨の短軸像であり，膝蓋骨の線状高エコー像において外側に骨の離断がみられる．また周囲に低エコー域を示す腫脹が強く存在している．つまり外傷性に起因していると推測される．ただ画像所見では骨離断部・間隙部に丸みがあることから，慢性的な有痛性分裂膝蓋骨で外傷を起こしたものと推測できる．陳旧性の骨折も除外できないことから，既往歴や左右との比較が重要である．

33 有痛性分裂膝蓋骨

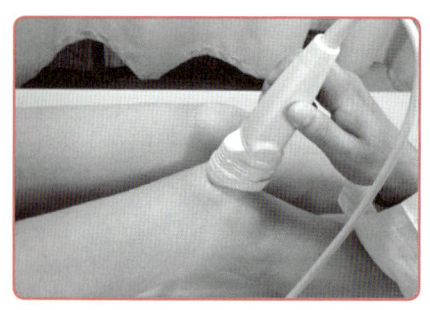

図 33-1　膝蓋骨の長軸走査

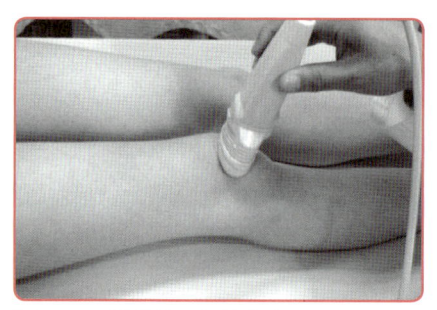

図 33-2　膝蓋骨の短軸走査

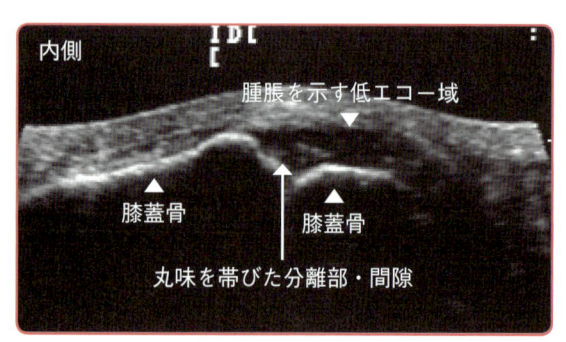

図 33-3　膝蓋骨の短軸像

34 膝部

前膝蓋滑液水腫

超音波観察のポイント

臨床的には触診のみにて判断可能である．外傷時，膝蓋骨上に多少なりとも，effusion が認められれば，早期の処置で水腫を防止できる．十分なアイシングとパッドなどにて圧迫・包帯固定をすればよい．医師へ穿刺を依頼した後も再発する傾向が強いので，穿刺後のエコー観察と継続した圧迫と包帯固定が必要である．経過観察の意味でエコーの有用性は大きい．

プローブ走査

プローブ走査は，下記の「膝蓋骨のプローブ走査のコツ」を参照．

症例 34

17歳・女性，ソフトボール選手．大腿部・膝部の打撲によって加療中である．練習しながら通院しており，経過も良好で筋挫傷はほぼ治癒する段階であった．しかし，膝に違和感が出現した．

■臨床所見
　屈伸痛や圧痛などはないが，パテラに波動を認めた．

■画像所見
　図34-1，2は長軸・短軸像であり，膝蓋骨上に effusion・無エコー域を認めている．外傷後の前膝蓋滑液包炎・水腫であった．ただちに医師へ紹介し，穿刺をお願いした．

> **観察のヒント　膝蓋骨のプローブ走査のコツ（症例33参照）**
> とくに分裂膝蓋骨や膝蓋骨骨折などを観察することが多いが，たとえば膝蓋縦位骨折であれば短軸走査で，また横骨折であれば長軸走査で，骨折線が描出されやすい．基本的には，この方法からさらにプローブを斜めにしたり，いろいろな方向からプローブ走査を行うことにより一層明確になる．

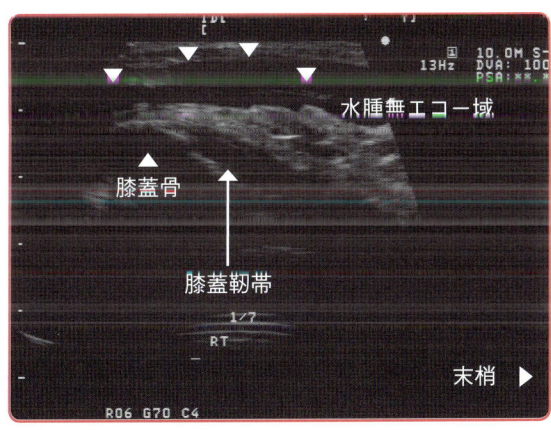

図34-1　膝蓋骨の長軸像

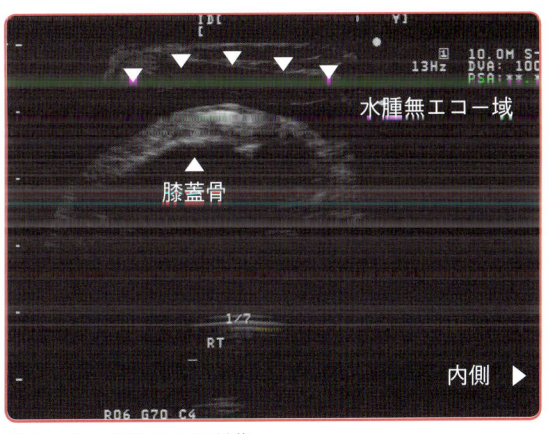

図34-2　膝蓋骨の短軸像

35 膝部

Hoffa 病

概要

Hoffa 病

膝蓋下脂肪体は膝関節のあらゆる運動に対しクッションの役目をしている脂肪組織である．この脂肪体が外傷により線維化，石灰化などの変性を起こす疾患である．

超音波観察のポイント

Hoffa 病は，膝関節伸展位で短軸走査すると，描出しやすく，画像の読影が簡単である．脂肪体に対してプローブを水平にあてることから始めるが，その後プローブの角度を変えることにより，損傷域や関心領域の範囲や程度が明確になる．単にプローブをあてるだけでなく，角度を変えたり，圧を加えることにより，内部のエコー性状をしっかり見極めることが必要である．

プローブ走査

図35-1，2のように膝蓋靱帯にプローブ走査するが，臨床的には短軸走査が適している．屈曲位では靱帯が緊張して超音波が減衰するため，伸展位にて行う．短軸像では，表層にやや扁平化した円形の膝蓋靱帯が高エコー像として描出される．その下方に脂肪体が存在しており，内部は低エコー域にて線維状の結合織を認める．

症例 35

17歳・女性，バレーボール選手．バレーの練習において，膝蓋骨下部に違和感を認めていた．特にジャンプの着地時に膝蓋骨付近に痛みを覚えていた．受傷機転としては，レシーブのときに膝を強打してから痛みと腫れが増強した．

■臨床所見

膝蓋靱帯の両側に圧痛・腫脹を認めた．膝蓋靱帯・骨には所見はなく，靱帯両側および靱帯上から深く圧迫すると疼痛が顕著に出現した．臨床所見より脂肪体の損傷を疑いエコー観察した．

■画像所見

図35-3，4に，健側・患側の各短軸像を示す．プローブを傾けるなど角度を変えて脂肪体を観察する．健側の膝蓋下脂肪体は低エコー域の中に結合組織が網目状に分布しているが，患側では明らかに無エコー域あるいは低エコー域が観察される．患側では脂肪体が侵害され，内出血を起こしていると推測される．数多くの臨床例では，このように脂肪体の肥厚と部分的な無エコー域あるいは低エコー域がよくみられる．

反復する侵害・障害（機械的ストレス）のため内部で損傷が起こり，著明な無エコー域・低エコー域が出現するのではないかと考えられる．

膝 部

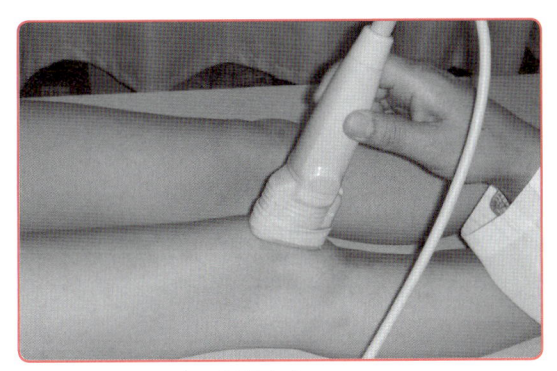

図 35-1　Hoffa 病の長軸走査

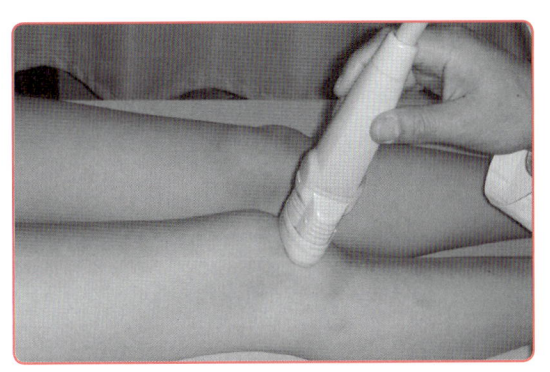

図 35-2　Hoffa 病の短軸走査

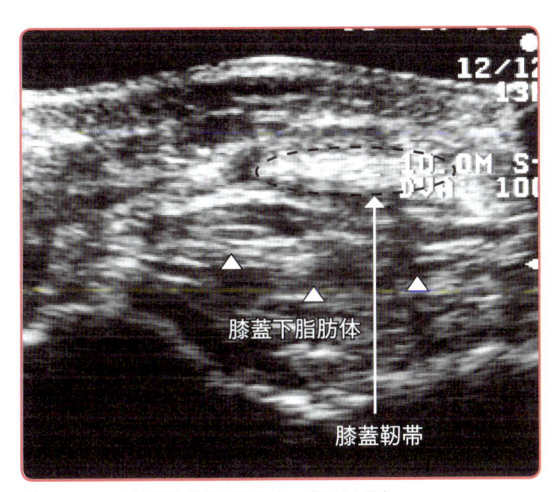

図 35-3　健側膝蓋下脂肪体（短軸像）

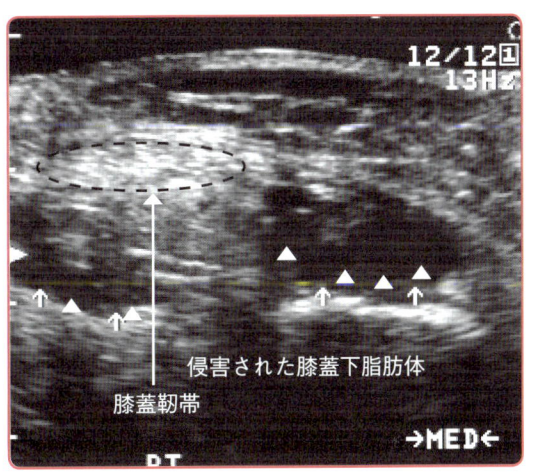

図 35-4　患側膝蓋下脂肪体（短軸像）

95

36 膝部

変形性膝関節症に伴う関節水腫

概要

変形性膝関節症

変形性関節症の中で最も多いのが膝の変形である．変形，骨棘形成，関節軟骨の摩耗，可動域の制限などを発症する疾患である．病状が進行すれば関節液の増量，膝蓋跳動，内反・外反膝など不安定症を現わす．

超音波観察のポイント

無エコー域を確認する．一般的に水溶性のものかどうかの確認は，プローブに圧を加えることで無エコー域が変化することで判断できる．さらに後方増強があれば間違いない．

無エコー域内に滑膜の増殖を起こしているものが多くみられるが，このようなケースでは慢性的な経過をたどったものが多いと思われる．

プローブ走査

膝蓋上包の水腫を観察しているところである（図36-1～4）．基本的に徒手検査および触診により疼痛・炎症部位を確認し，傷害部位をエコーにて観察する．膝関節疾患のルーチンでは，まず関節水腫や血腫の確認が必須である．膝蓋骨上包から始まり，膝関節裂隙内側・外側，そして後方へと観察するのがよい．

症例36

59歳・女性．正座して立ち上がるときに右膝を捻り負傷した．疼痛が次第に増大したため来院した．跛行を呈し，膝屈曲痛が顕著であった．

■臨床所見

膝蓋骨上部に波動を触れた．内側裂隙に著明な圧痛があり，皮膚温の上昇・健側比 +1℃であり，やや腫脹がみられた．

■画像所見1

膝蓋上包のエコー像を示す（図36-5～8）．長軸・短軸ともに患側に無エコー領域を認めた．プローブにて圧迫すると無エコー域が小さくなることにより，関節水腫と判断できる．臨床的には，プローブ圧は極力弱くする．つまり関節水腫の量を把握しなくてはならないからである．経過観察として，正確な水腫の量を計測することで，患者への指導・医師への紹介も考えなくてはならない．

■画像所見2

内側裂隙部に骨変形など著明な変形などは確認できなかったが，炎症を示す高エコー像が確認された（図36-9, 10）．MCL（内側側副靱帯）の深部線維は，やや腫脹を帯びており，内側の半月板も突出が認められた．必要であれば，最後に後方からの観察により，関節軟骨層の厚さやベーカーなどを確認することもある．

膝部

　この症例では，かすかに軟骨層の薄さがみられた．直ちに医師へ対診をお願いし穿刺をした．また，施術に並行してヒアルロン酸の関節内注射も行われた．

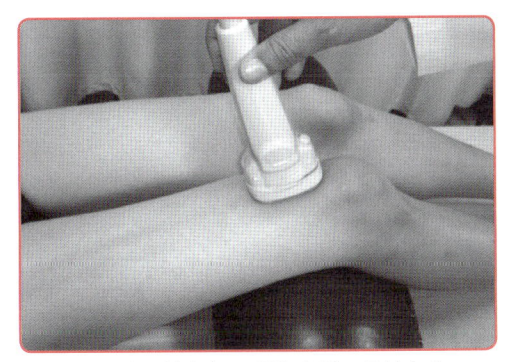

図36-1　膝関節上包・関節水腫の長軸走査

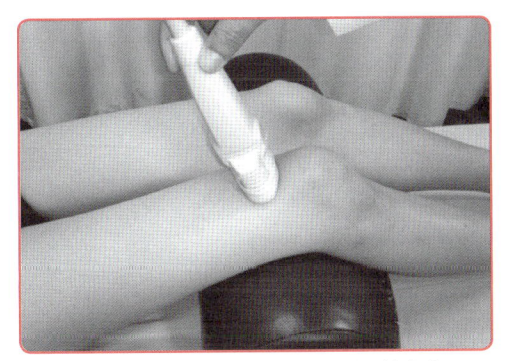

図36-2　膝関節上包・関節水腫の短軸走査

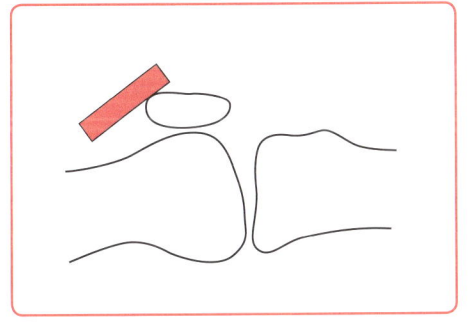

図36-3　プローブ走査の模式図　長軸走査

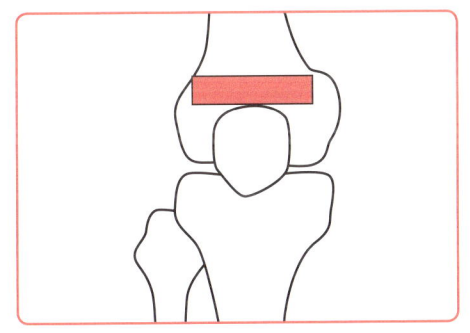

図36-4　プローブ走査の模式図　短軸走査

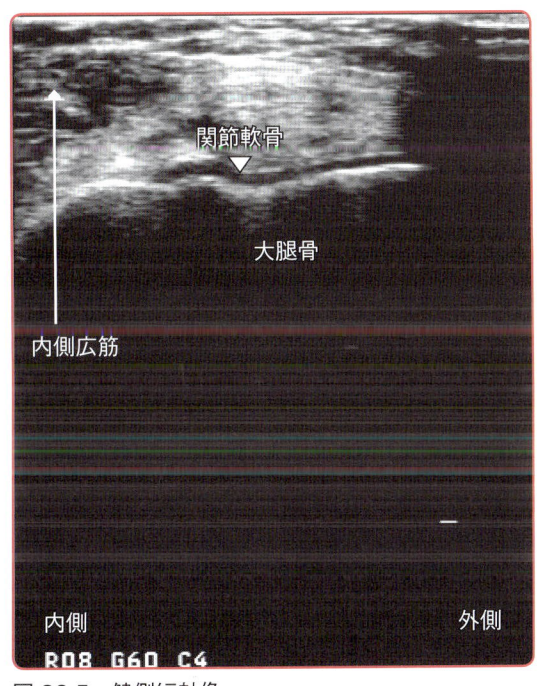

図36-5　健側短軸像

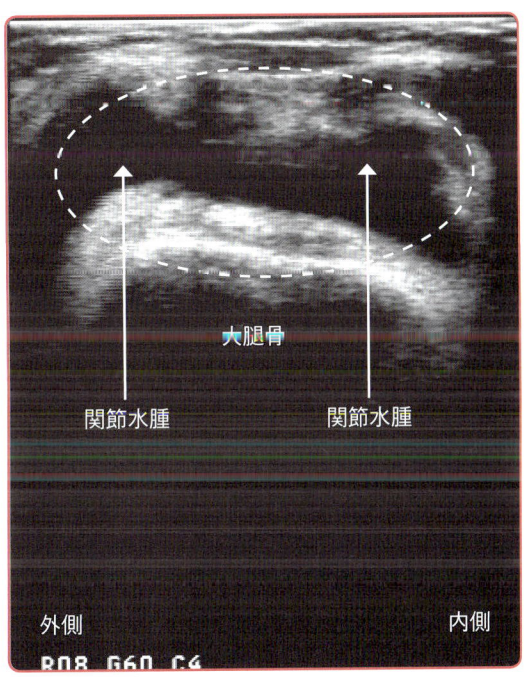

図36-6　患側短軸像

97

36 変形性膝関節症に伴う関節水腫

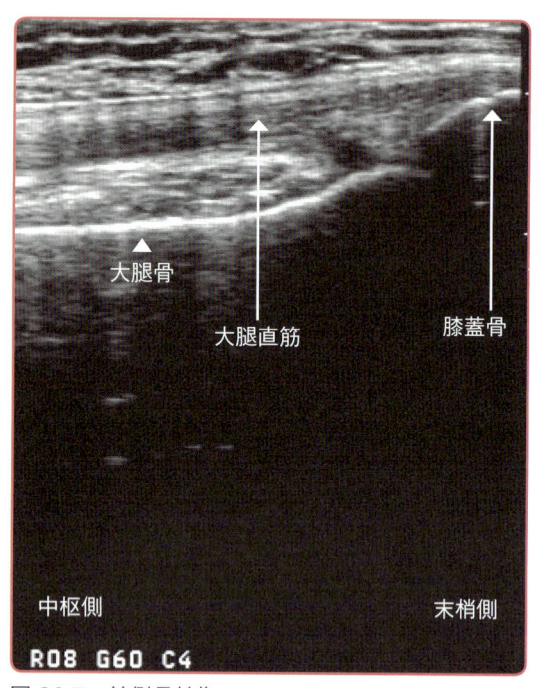

図 36-7 健側長軸像

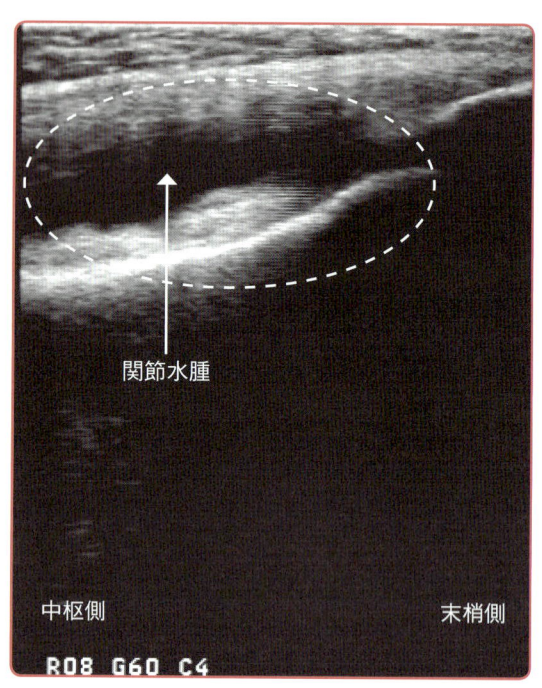

図 36-8 患側長軸像

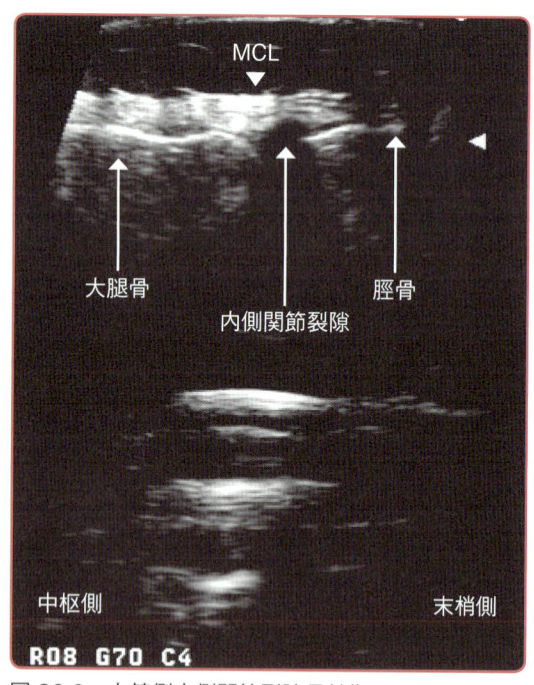

図 36-9 左健側内側関節裂隙長軸像

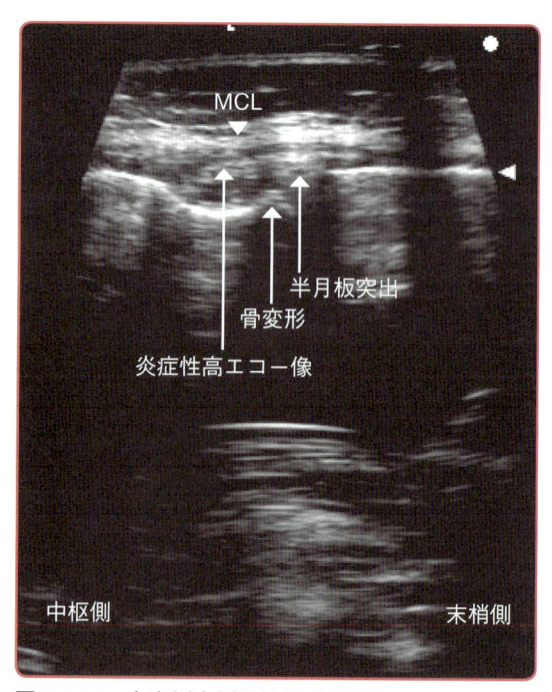

図 36-10 右患側内側関節裂隙長軸像

膝　部

>>> 観察のヒント　>>>　超音波観察のメリット２ >>>

　臨床的には，関節変形の度合いに関係なく，関節面の微細な外力が原因で，炎症・骨傷が引き起こされ疼痛が発症することも多い．アライメント異常や長時間の歩行や屈伸動作の反復などが原因で，一過性に疼痛・炎症が引き起こされることも少なくない．

　図36-11のX線像では，内側の狭小は軽度であり，変形も強くない．X線像では，軽度のOAとして診断され，穿刺後疼痛は消失するが，エコー像では微小な骨の変形・骨傷・炎症を観察できるメリットがある．そのため，水腫の再発防止および関節内側の炎症除去を目的に施術することによって，症状の再発を防ぐことができる．

　基礎疾患としてのOAに対して，ヒアルロン酸などを並行して行うことは必要である．医療連携を十分に行い疼痛の軽減を早期にはかり，再発防止を行うことが患者の利益につながる．

　さらに，リハビリとして筋力強化やアライメントの是正などを行うことも，柔道整復師の本来の業務の一つである．

← 軽度骨変形・関節狭小

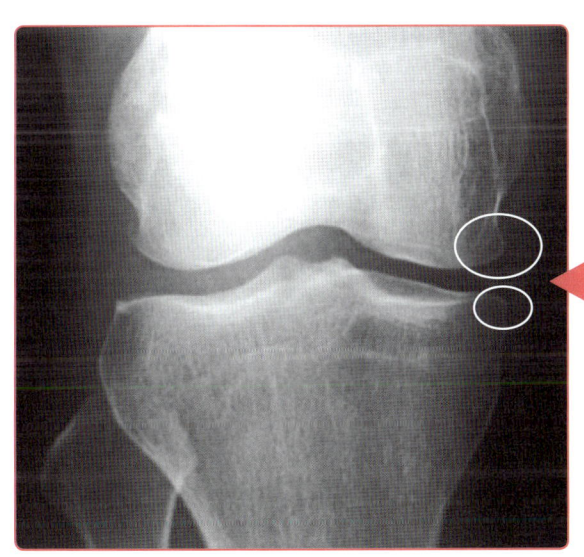

図36-11　変形性膝関節症のX線像

37 膝部

Osgood-Schlatter 病

概要

オスグッドシュラッテル病（Osgood-Schlatter 病）

青少年期の骨発育期に大腿四頭筋の過度の収縮などによる膝蓋靭帯付着部の脛骨粗面部に隆起が生じるものである．骨端軟骨の骨化の時期に，反復した機械的刺激を受けたり，牽引力が働くことで変形隆起が生じると考えられる．正座したときや，刺激されると疼痛を生じるが，安静時痛はなく，骨の成長とともに隆起したまま症状は緩解する．

超音波観察のポイント

本症ではどの stage に分類されるかを判断する．オスグッド病であっても1回の外力により疼痛・炎症を生じることもあり，スポーツ選手の多くがこのように二次的な外力により損傷し，疼痛を訴え来院してくることもある．

あくまで広義の意味で外傷性のものと判断する場合もあるので，しっかり原因を明確にすることが必要である．エコーの活用によりこのような微細な損傷・外傷も判断可能となってきている．スポーツの継続か中止かを判断するために，的確な情報をエコー像は示してくれる．

プローブ走査

図37-1のように，脛骨粗面を長軸走査にて観察する．

症例 37

15歳・男性．サッカーの練習において，ロングキックしたときに疼痛が増加して来院した．

■臨床所見

脛骨粗面部に局所熱感・局所圧痛・正座による伸長痛を認める．さらに膝伸展抵抗痛が顕著である．

■画像所見

図37-2は健側の長軸像であり，膝蓋靭帯から脛骨粗面部を描出している．やや低エコーを示す膝蓋靭帯が描出されているが，これはプローブの角度，つまり超音波ビームの入射角の問題であり，関心領域に垂直にあてれば，高エコー像としての膝蓋靭帯が描出される．骨線状高エコー像の途切れた部分は骨端線である．

図37-3は患側の長軸像で，膝蓋靭帯付着部が肥厚しており，靭帯内部に炎症性高エコー像を認める．強い牽引による外力が原因で靭帯の肥厚と炎症が，付着部に不鮮明な高エコー像として描出されている．また骨端線に軽度の骨不整像がみられる．stage 1 から stage 2 であり，このまま反復した外力が続くと完全に骨端線に不整像が生じ骨端核が傷害される．

■本症例について

この症例は，非常に初期のものであり読影困難なものをあげている．小さなエコー性状の変化を明確に判断することができれば，プローブ走査や読影力がアップする．

膝 部

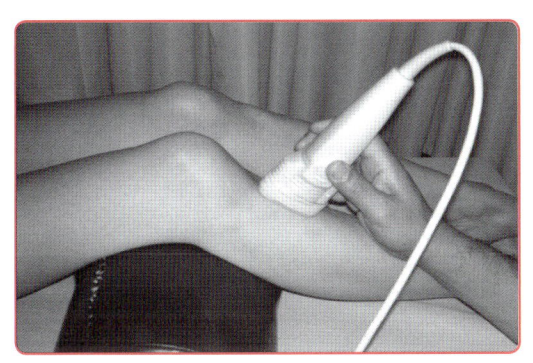

図 37-1　膝蓋靭帯部から脛骨粗面の長軸走査

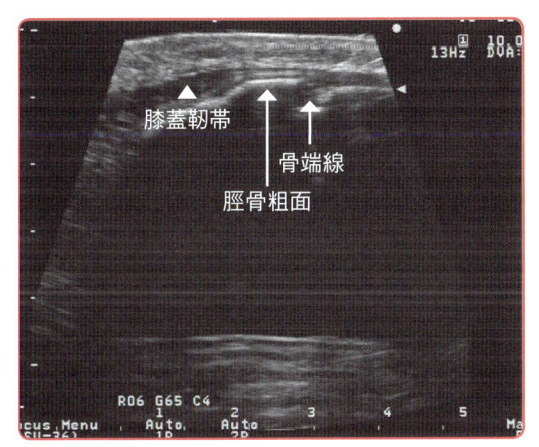

図 37-2　健側脛骨粗面長軸像

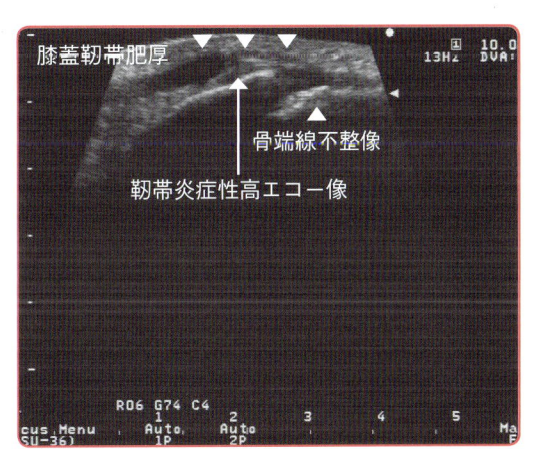

図 37-3　患側脛骨粗面長軸像

観察のヒント　オスグッド病に対するエコー的分類法

　オスグッド病の臨床所見としては，脛骨粗面の圧痛・腫脹・膝伸展抵抗痛・正座痛などが認められる．エコー像の変化からみたオスグッドの分類パターン（増田私案）を紹介する．まず初期・stage 1 では，膝蓋靭帯付着部の肥厚像や付着部高エコー炎症像，さらに骨端線の不整像がみられることが多い．主に靭帯の不整や肥厚が特徴的所見である．

　中期・stage 2 に入ると骨端核の不整像が顕著になってくる．圧痛・抵抗痛・正座痛なども強くなる．この段階では，やはり安静が主体と考えられ，十分な管理を行わないと悪化・進行するので注意が必要である．

　進行期・stage 3 では，骨端核の剥離は非常に顕著になり，著しい表面凸の不整がみられる．外見上，骨突出をみることもできる．

38 膝部

半月板損傷

概要

半月板損傷

半月板は膝関節内面にあり両骨関節面の間にある線維性軟骨の小円板である．両骨関節面の適合性を高めるのみでなく，クッションの役割で衝撃を吸収して関節の円滑な運動を助けるなどの機能を有している．中高年では立ち上がりの時や膝をひねったりした時に損傷することがある．多くは屈伸時に下腿を回旋することにより損傷する．若い人ではスポーツ時に受傷することが多い．

超音波観察のポイント

半月板の観察にはいくつかの走査方法と観察方法がある．たとえば，内側半月板損傷では，後方からの長軸走査時に下腿を外旋させると半月板は緊張し，反射ビームが的確に得られるために損傷部の確認がしやすいことがある．さらに膝関節を屈曲しながら動的に観察すると，損傷部低エコー域が明瞭に描出される．

もともと内側半月は固定力が強く，あまり膝関節の動きに同調しないので，逆に半月の動きが出現すれば，損傷や断裂の可能性もある．

プローブ走査

図38-1，2の模式図は，内側の半月を観察しているところである．プローブの角度を変えながら，正常な三角形状の高エコー像を描出して比較する．

症例38では，特に立位において，半月板を後方から長軸アプローチしている．荷重がかかることにより水平断裂では，断裂部低エコー域が消失するからである．超音波のプローブ走査に熟練してくると，違った方法でエコー像を描出し，最終的に判断できる．

症例 38

46歳・男性．野球の練習で，キャッチングして立ち上がろうとしたときに膝を痛めた．痛みが継続しながらも練習を続け，仕事にも従事していた．次第に疼痛が増したため受診した．

■臨床所見

主訴は膝関節痛である．各種徒手検査においてとくに強い所見は認められなかったものの，膝の内側・内部に違和感を訴えており，過屈曲にて疼痛が誘発された．マックマーレーテストがかすかに陽性所見を示した．ほかに視診・触診および他の各種テスト法では，靭帯損傷・OA・筋肉損傷・骨折などは否定的であったので半月板に注目した．

■画像所見

図38-3は健側長軸像である．健側では，内部エコー性状は均一な高エコー像にして，三角形状の正常半月が認められる．図38-4は患側長軸像であり，患側では，膝窩からの長軸走査によって，やや高エコー像を示す三角形状の半月板の中央に縦に低エコー域が尾を引いていた（図38-5）．水平断裂と推測し，立位での観察で確認した．その結果，低エコー域は消失したため水平

膝　部

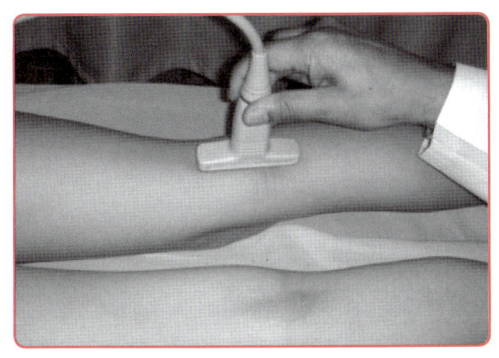

図 38-1　内側半月板への長軸走査

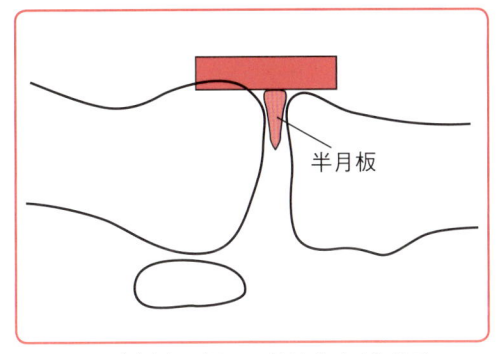

図 38-2　内側半月板への長軸走査 模式図

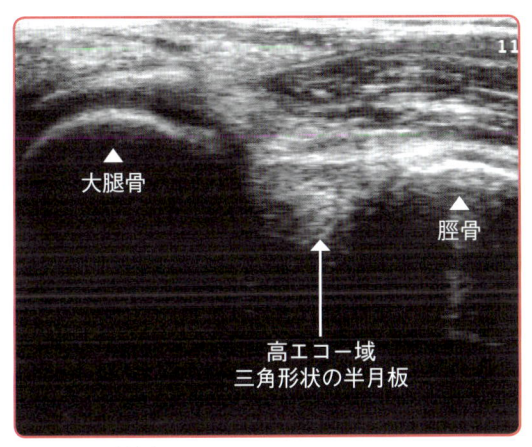

図 38-3　健側

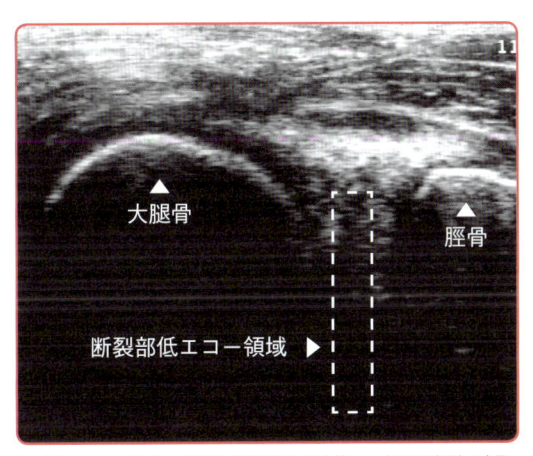

図 38-4　患側　半月板損傷長軸像　水平断裂の疑い

断裂と判断した．医師への対診から図 38-6 の MRI 画像にみられるとおり，水平断裂の診断を受けた．さらに辺縁部にやや炎症性高エコー像もみられる．

> **観察のヒント**　半月板の超音波観察の多様性・荷重エコー観察法
>
> 　この症例で，エコー像を確実に判断する方法は立位での観察がポイントとなる．立位にて後方より長軸走査を行う．水平断裂であれば断裂部は荷重により低エコー域は消失するため，診断率は高い（自験例）．その他，さまざまな損傷においても，荷重によるエコー観察が可能である．静的・動的観察法の変法としていろいろな応用が可能である．たとえばリスフラン関節捻挫・足舟状骨骨折・中足骨骨折などの観察法として利用している．
> 　荷重による関節の動揺性の有無や骨折部の動揺性の有無がリハビリへの鍵となる．

38 半月板損傷

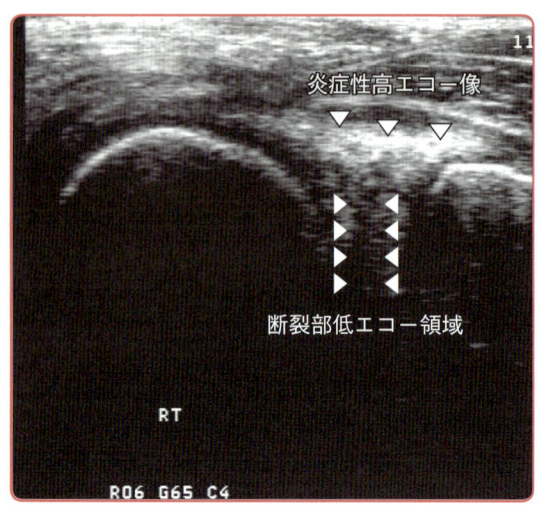

図 38-5　半月板水平断裂と辺縁部炎症像

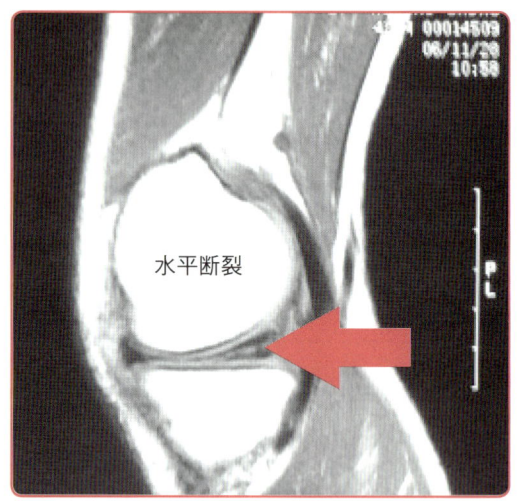

図 38-6　MRI 画像

39 膝部

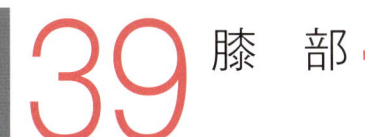

膝PCL（後十字靭帯）付着部裂離骨折

概要

膝後十字（PCL）靭帯損傷

後十字靭帯の損傷はダッシュボード損傷の代表例である．車の追突事故時に膝屈曲位で脛骨上端部をダッシュボードに激突して打撲し受傷する場合や，スポーツ時に膝から転倒して脛骨上端部を強打する直達外力により受傷するケースが多い．

超音波観察のポイント

本症の超音波観察にあたっては，まず，臨床所見から得られた所見により，関心領域に対してエコー観察を実施する．ここでは，プローブの位置を決めなくてはならない．特にPCLの解剖学的な位置をしっかり頭に入れておく．ランドマークには膝窩動脈がある．一般的には，PCLは後方2/3程度は描出可能である．PCLに関しては，プローブの角度を大きく変えることができるからコンベックスタイプを推奨する．前方へ急角度にて走るPCLに超音波ビームを垂直にあてることができないと正確な描出は困難であり，リニアタイプでは，PCLは全体的に低エコー域として描出される．そのため靭帯内部のエコー性状を確認することがむずかしく，損傷の程度や部位を明確にしにくいからである．

プローブ走査

図39-1，2の模式図のように膝窩後方からの長軸走査を実施する．プローブ走査としては，PCLは短軸走査にて膝窩動脈を描出し，その場所で90°プローブを回旋させ，プローブをやや内方にずらすとPCLが描出できる．基本的には長軸走査にて行う．その後，付着部付近を短軸走査にて観察する．

症例 39

45歳・女性．路上にてつまずき，転倒して負傷した．主訴は膝関節痛．

■臨床所見

まず関節水腫に注意する．外傷ということで，膝関節を構成する靭帯や半月板の損傷・骨折は見逃せない．水腫や血腫，あるいは脂肪滴を含む無エコー域があれば，何らかの損傷を疑わせる．その上で各種徒手検査を行う．このケースでは，明らかに後方押し込みテストが陽性であり，やや soft end point を認めた．

■画像所見

図39-3が健側画像，図39-4が患側画像である．ともに膝関節後方から，長軸走査によって得られた画像である．患側脛骨の一部が画像上では上方に，いわゆる後方に剥離しているのが確認できる．突出した高エコー域は strong echo を示し，骨片と推測できるX線像（図39-5）において，脛骨のPCL付着部裂離骨折と診断された．その前方にやや低エコーではあるが，PCLの一部が確認できる．血腫も認められたため関節穿刺を依頼する．その後，医師の指示により当院にて固定処置を施した．

39 膝PCL（後十字靭帯）付着部裂離骨折

■本症例について

　印象としては，各種テストにて，PCLの部分断裂および関節血腫と判断し，エコー観察にてPCLを描出した際に骨折が確認できた．関心領域がPCL付着部であり，再度短軸走査にて剥離骨片の確認を行った結果，同様の所見が得られた．プローブ走査に関しては，長軸走査で得られた関心領域を短軸走査でも行うことである．また，関節水腫などの膝関節上包の観察も必須事項である．

　これらの症例では，後方への押し込みテストにて動揺性や不安定性を触知するが，この時に鋭い痛みがあれば裂離骨折なども疑う．しかし，鈍痛であればPCL損傷の疑いが多いと経験している．プローブ走査するにあたって，裂離骨折であれば，長軸走査・短軸走査ともに行うが，短軸走査は必須である．PCLでは長軸走査が適している．

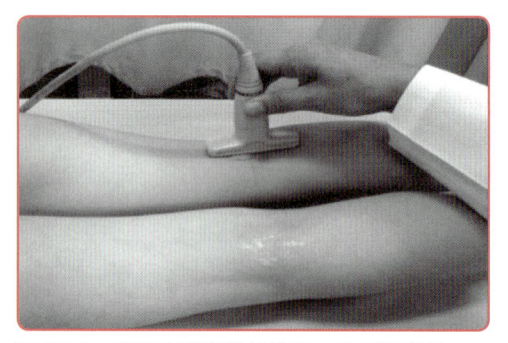

図39-1　膝後十字靭帯付着部への長軸走査

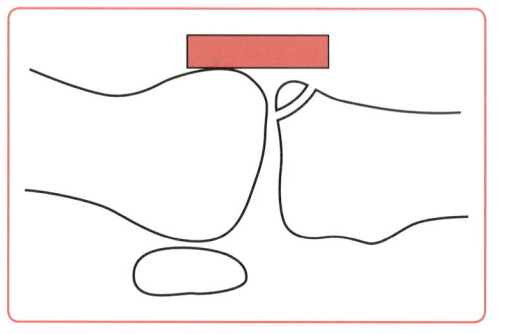

図39-2　プローブ走査の模式図　長軸走査

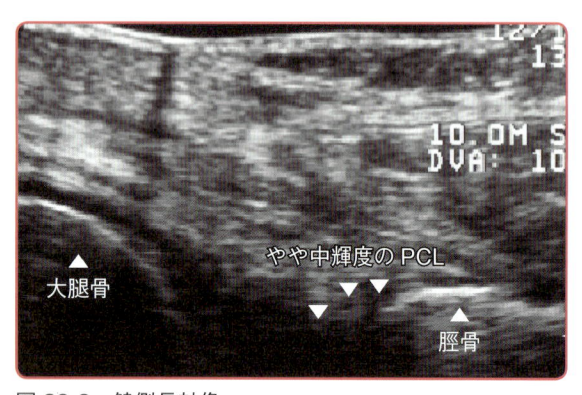

図39-3　健側長軸像

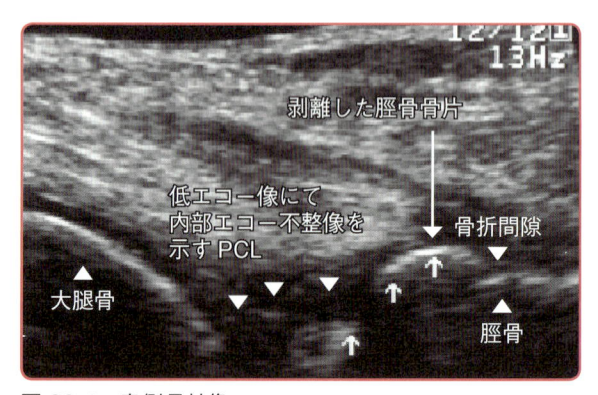

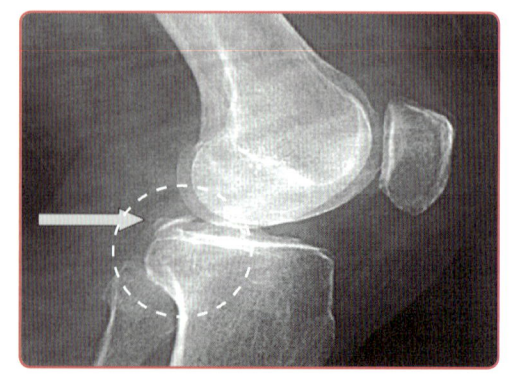

図39-4　患側長軸像

図39-5　PCL付着部裂離骨折のX線像

40 ≫ 41 下腿部

40 脛骨疲労骨折
41 下腿三頭筋外側頭肉離れ

40 下腿部

脛骨疲労骨折

概要

脛骨疲労骨折

疲労骨折は骨の一定部位に骨折を起こさない程度の外力が繰り返し作用することで起きる骨折である．軍隊の訓練で長期行軍による中足骨の骨折は代表例であり，スポーツ，とくにランナー骨折（脛骨上中1/3の部位）やジャンピング骨折（脛骨中下1/3の部位）がある．

超音波観察のポイント（症例47参照）

骨皮質上に無エコー域が出現すると，それは骨折の前兆あるいはすでに疲労骨折の場合が多い．臨床的にこのような低エコー域あるいは無エコー域が出現する時は，医師へ診察を依頼している．骨折に否定的な場合もあるが，そのまま運動を継続することにより疲労骨折を引き起こしている症例を数多く経験している．この無エコー域を組織学的に判断することは臨床現場では不可能である．しかし，数多くの症例からこのような徴候が現れれば，すぐに安静・加療するのがベストである．MRI検査も必須である．

プローブ走査

図40-1は短軸走査で，図40-2は長軸走査である．

臨床所見から推測すると，外傷によるシンスプリントの悪化・疲労骨折，あるいは筋付着部の損傷などが考えられる．このことを念頭にフォーカスやプローブの角度を変えながら骨・骨膜・付着部筋群・筋肉を順次観察していく．

症例40

17歳・女性．主訴は下腿部痛である．受傷機転は，ランニング中に突然激痛が走り，負傷した．

■臨床所見

下腿部内側および脛骨上に圧痛があり，走行痛が増強し，さらに歩行痛も認めたため受診した．脛骨中央部に限局した圧痛を認め，叩打痛も認めた．関心領域に対してエコー観察を実施した．

■画像所見

図40-3は健側短軸像，図40-4は同部位の患側短軸像である．明らかに患側脛骨に骨不整像・骨散乱像が認められる．さらに骨の直上に無エコー域を認め，ヒラメ筋付着部は肥厚し，やや高エコー像を示している．図40-5は，関心領域においてプローブを90度回転させ，長軸にて観察したもので，骨の直上に無エコー域が確認される．さらに，骨不整像・骨亀裂部が明瞭に確認される．疲労骨折であると考えられたため，医師への診察とX線検査にて確認を依頼した．X線像（図40-6）により脛骨疲労骨折の診断を得た．

下腿部

>>> **観察のヒント** >>> **プローブ走査・エコー観察の手順** >>>

　エコー観察の手順としては，第1に脛骨に付着する筋肉群の肥厚・内部エコー，そして動的に筋肉の滑動性を評価する．第2に付着部腱の肥厚・高エコー像・骨膜上の不整・骨の直上の無エコー域を評価する．第3に骨のライン・骨不整像・骨散乱像などを評価するように観察する．
　症状が強くなると骨不整像がみられる．疲労骨折の可能性も否定できないので注意が必要である．さらにヒラメ筋・足長指屈筋の損傷も観察されることがある．これらのことも注意して観察する．最大圧痛点にマーキングし，健側の同部位にもマーキングして左右を比較する．短軸による観察から始める．関心領域が確認されれば，長軸への観察へと移る．ドプラによる評価も，最近有用性が認められつつある．

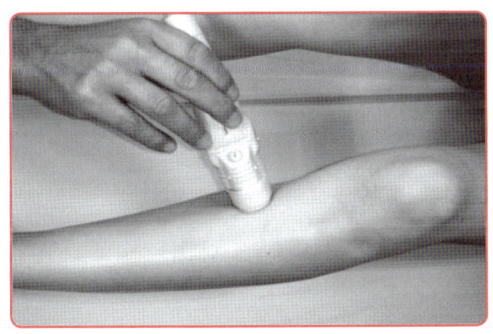

図 40-1　脛骨への短軸走査

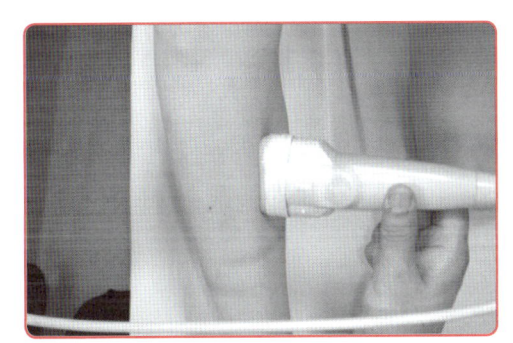

図 40-2　脛骨への長軸走査

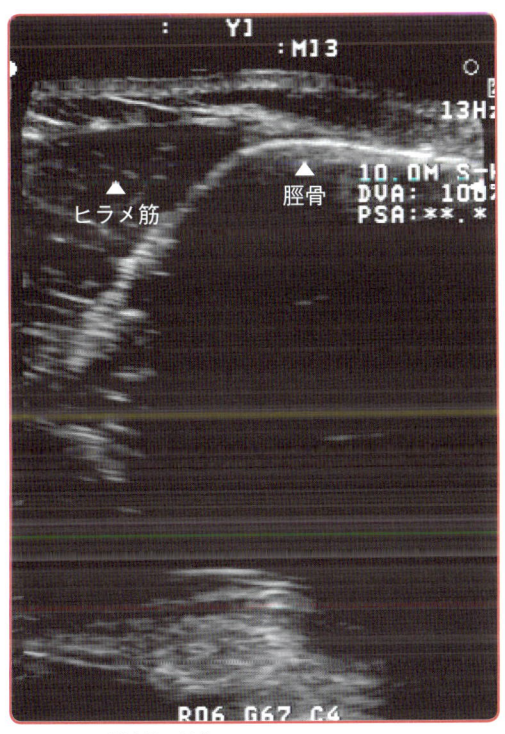

図 40-3　健側短軸像

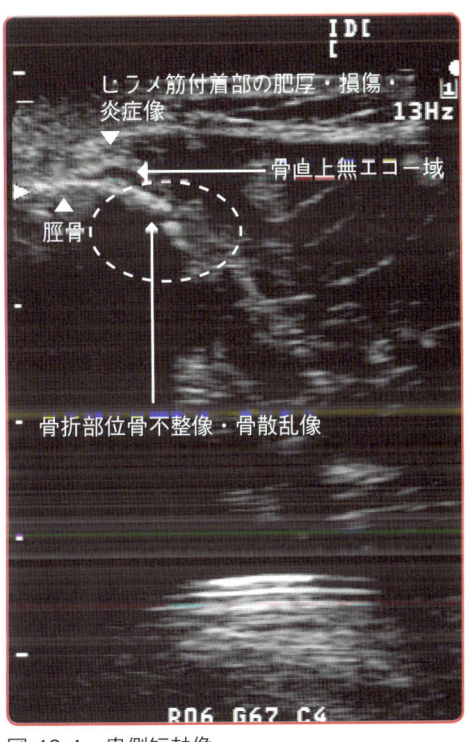

図 40-4　患側短軸像

40 脛骨疲労骨折

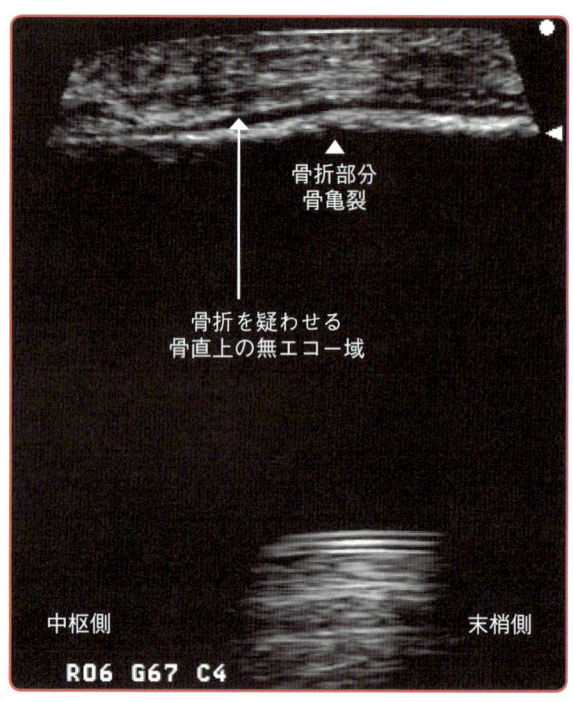

図 40-5　脛骨疲労骨折長軸像

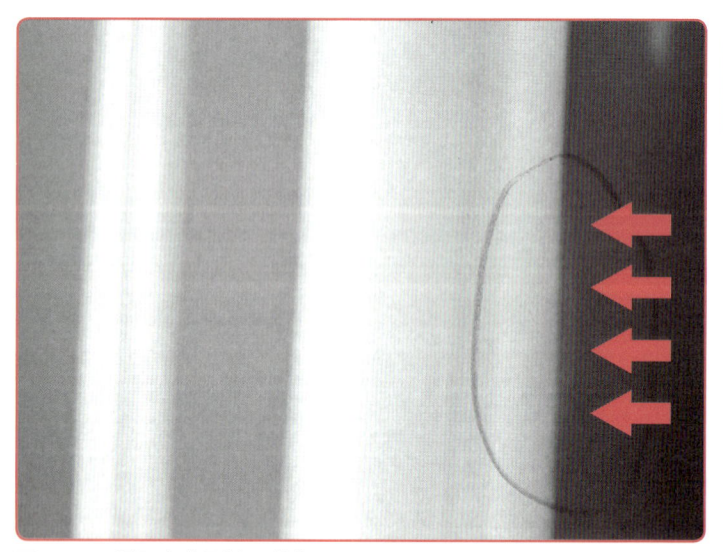

図 40-6　脛骨疲労骨折 X 線像

X 線検査にて疲労骨折と診断された.

41 下腿部

下腿三頭筋外側頭肉離れ

概要

下腿三頭筋肉離れ

陸上競技などのダッシュ時，全力疾走時に多く発症する．下腿三頭筋は足関節を底屈するが，ジャンプ時は筋収縮の度合いが大きく，筋肉を急激に牽引する疾走，跳躍，ハードルなどにより肉離れを生じることが多い．またラグビー，サッカーなどの競技中にも多く発症し，突然筋肉が引っ張るような感じの激痛が走る．損傷が大きい時には巨大血腫となる．

誘因は筋疲労，寒冷，グラウンドの整備不良などが挙げられる．

超音波観察のポイント

外傷性の筋挫傷において血腫が明瞭に描出される場合は，初診時に無エコー域の長さや断裂範囲を記録しておく必要がある．

下腿部にテープなどを添付し，マーキングしておくとよい．施術にあたって，テーピングやフェルトなどでの圧迫部位，圧迫包帯の範囲を明確にできる．血腫無エコー域の継時的変化を観察することで施術の参考ともなるし，エコー性状の変化や筋断裂修復過程の参考にもなる．

プローブ走査

図41-1は下腿三頭筋外側部を短軸走査しているところである．プローブを上下させ，筋肉を観察している．図41-2は，短軸走査にて得られた関心領域を，長軸走査によって観察している．

≫≫≫ 症例 41 ≫≫≫

85歳・女性．起床時，立ち上がるときに突然下腿に痛みを訴えて来院した．下腿三頭筋の肉離れを疑う所見がみられた．

■ 臨床所見

主訴は下腿部の疼痛であり，痛みのため跛行を呈している．下腿部の腫脹・発赤・熱感・圧痛は顕著であった．

■ 画像所見1

図41-3は下腿三頭筋外側頭の肉離れであり，筋肉内に筋断裂による血腫無エコー域を認める（パノラマ合成画像である）．断裂部の長さがわかる．図41-4の3枚は，中枢側から末梢側へプローブ走査して得られた短軸像の一部である．1・2・3とスライス部位を参考にされたい．無エコー域の長さに加えて筋断裂の範囲も短軸像にて明確にすることができる．

■ 画像所見2

図41-5は約3週間を経過したものであり，長軸走査による画像合成である．血腫はかすかに残存しているのみである．筋組織深部は高エコー像へ変化し，やや線維構造も認められる．筋線維が再構築されつつあり，高エコー像として描出されている．図41-6の3枚は，初診時短軸走査と同様の方法にて，中枢から末梢へと移動走査したときの短軸像である．血腫無エコー域が顕

41 下腿三頭筋外側頭肉離れ

著に減少している．血腫の減少とともに腓骨・脛骨が観察されるようになった．

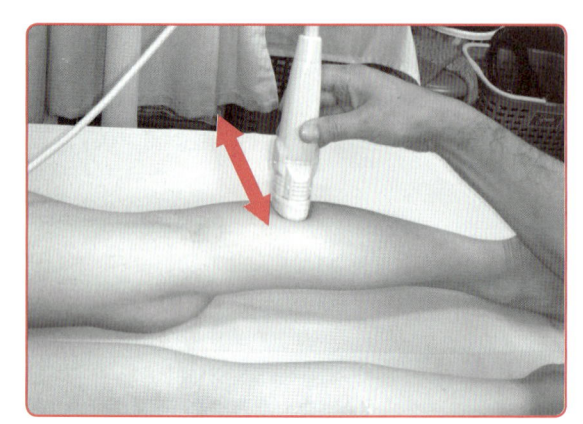

図 41-1　下腿三頭筋への短軸走査

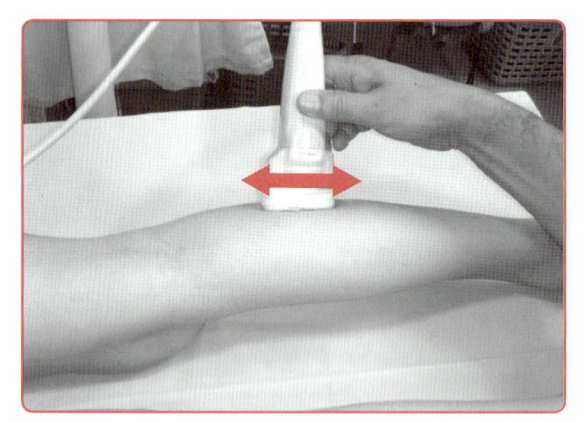

図 41-2　下腿三頭筋への長軸走査

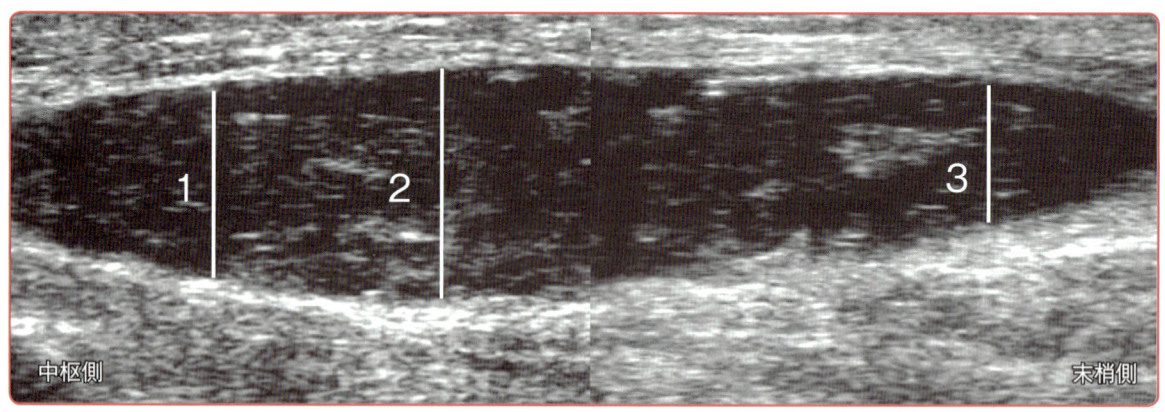

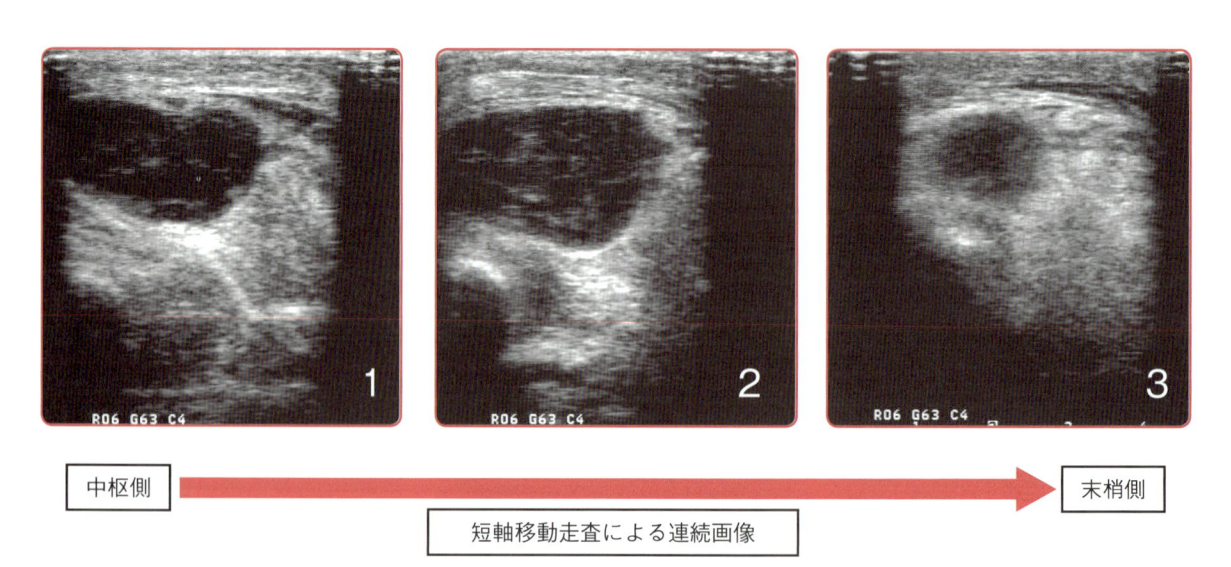

図 41-3　患側長軸像・巨大血腫パノラマ画像・初診時

図 41-4　患側短軸像　番号1から番号3各部位での短軸像

下腿部

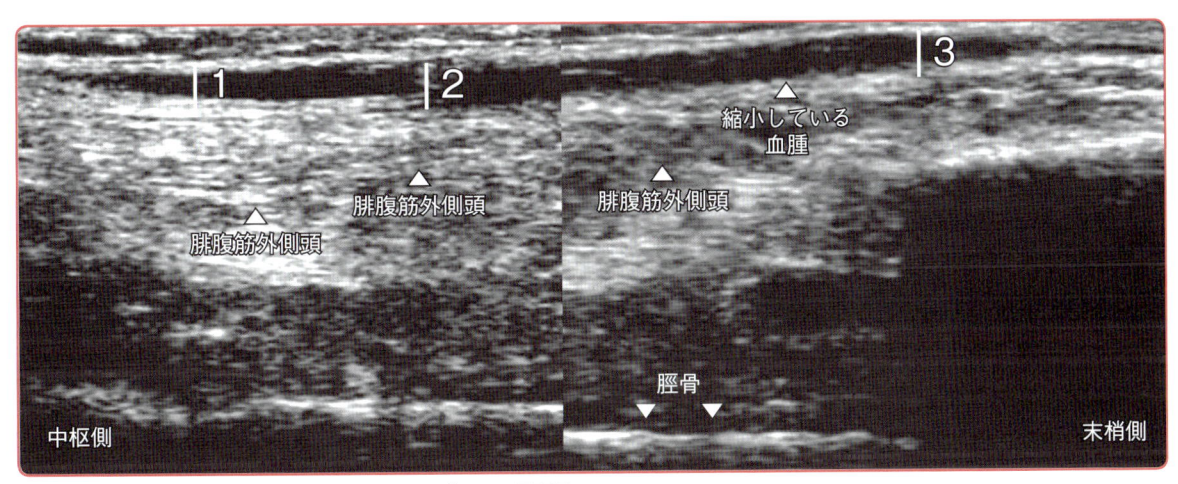

図41-5 患側長軸像・巨大血腫パノラマ画像・3週間後

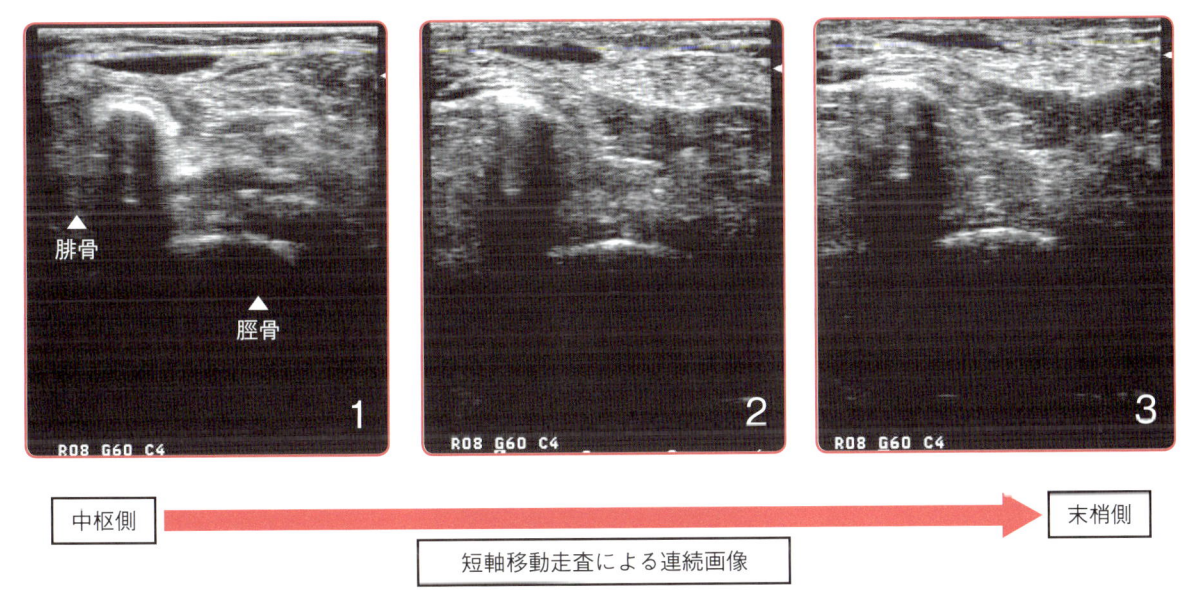

図41-6 患側短軸像 番号1から番号3各部位での短軸像・3週間後

42 ≫ 48 足関節部

42-① 腓骨螺旋骨折（1）
42-② 腓骨螺旋骨折（2）
43 腓骨先端骨折
44 腓骨疲労骨折
45 アキレス腱炎・微小断裂
46 前距腓靭帯損傷（ATFL）・stage 2
47-① 中足骨骨折（1）
47 ② 中足骨骨折（2）
48 足底腱膜炎

42-① 足関節部

腓骨螺旋骨折（1）

概要

下腿骨遠位端部骨折

足関節部はスポーツによる外傷が頻発し，機能障害を生じることが多い．果部骨折として内果・外果骨折，脛骨関節面の骨折，腓骨先端骨折，足関節脱臼，アキレス腱損傷，前距腓靱帯損傷など，また合併損傷も多い．これらの多くは足関節の外転・内転強制によって発症する．

超音波観察のポイント

本症については長軸走査・短軸走査とも，いろいろな方向からの観察が必要である．骨の段差や亀裂部にマーキングすることで，必ず骨折部の連続性が認められる．限局性圧痛とも一致し，骨折線の走行が明らかになることで，整復や固定のイメージが湧いてくる．丹念に観察すれば，全体像をエコーのみでも把握できる．

プローブ走査

エコー観察はまず長軸走査にて行う．図42-①-1のようにプローブをあてるが，このときやや前側～外側～後側へと移動させることが必要である．この移動走査により，骨折部が移動しているのが確認でき，斜骨折・螺旋骨折ではないかと推測できる．さらに確認の意味で短軸走査に入る．短軸による移動走査においても骨折部の移動は一致する．図42-①-2のなかで短軸走査ではプローブを下方から上方に移動走査させることにより，骨折部は内方から外方へ移動している．

症例 42-①

19歳・男性．バレーボールの練習中，ジャンプして着地するときに足部を捻り負傷した．

■臨床所見

主訴は足関節痛．痛みのため荷重困難であり，歩行不能であった．

下腿全体，特に足関節部に顕著に腫脹が認められた．腓骨先端より斜め上方に連続した限局性圧痛があり，腓骨遠位端の骨折が疑われた．

■画像所見

骨折部を中心に骨折部血腫が顕著にみられる．腓骨の長軸走査（図42-①-3の左画像）では，腓骨前側から後側へ移動させて観察している．プローブの移動により骨折部が画像上，左側（近位）に移動しているのがわかる．つまり前下方から後上方へ骨折線が走っていると判断できる．腓骨下端の斜骨折・螺旋骨折と考えられた．さらに関心領域を確認し，骨折線の走行や骨折部の離開がないかをみるために短軸走査を追加している．プローブを下方から上方へ移動させるとき，骨折部は内下方から外上方へと移動している（図42-①-3の右画像）．やや中枢側で骨折端が開いている．整復処置としてやや牽引した後，回旋を加え徒手整復した．固定はPTBキャストとした．割を入れ医師へ診察を依頼した．

図42-①-4のX線像からもわかるとおり腓骨螺旋骨折であり，エコー像による所見と一致している．

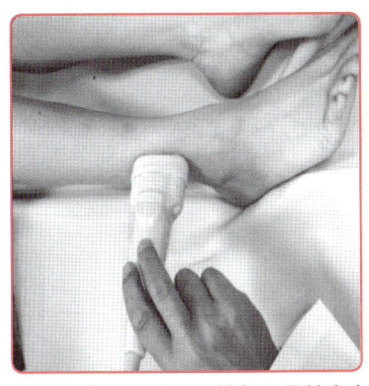

足関節部

図 42-①-1　腓骨下端部の長軸走査

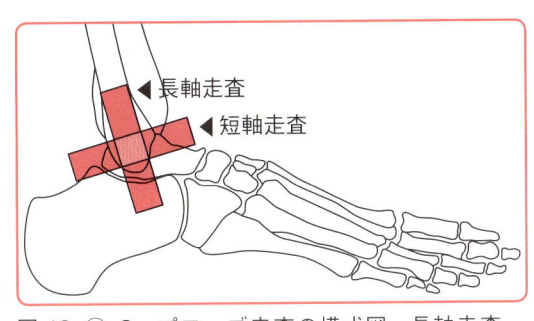

図 42-①-2　プローブ走査の模式図　長軸走査　短軸走査

腓骨骨折長軸像　　　　　　　　　腓骨骨折短軸像

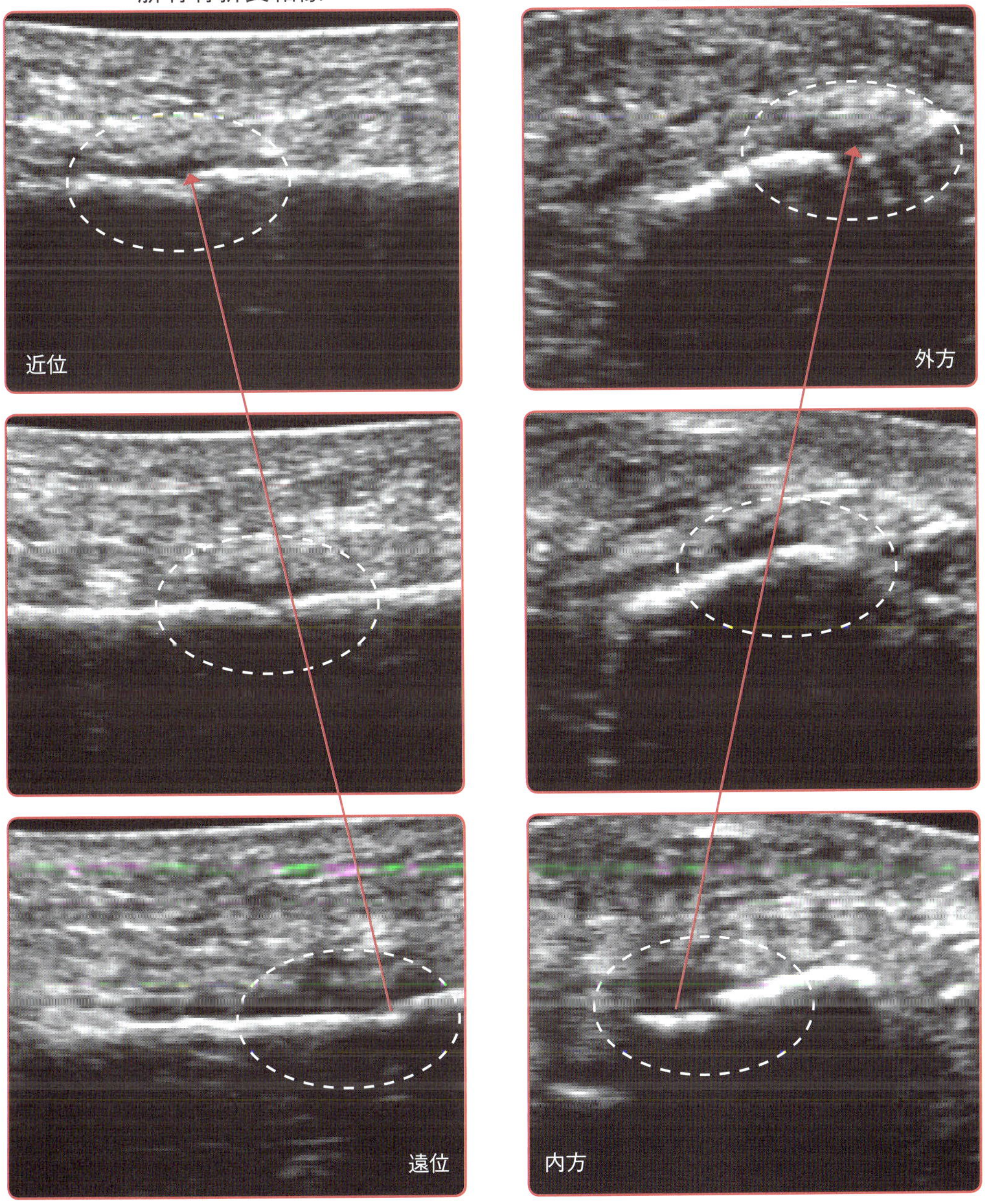

近位　　　　　　　　　　　　　　外方

遠位　　　　　　　　　　　　　　内方

図 42-①-3　左長軸像・右短軸像

117

42-① 腓骨螺旋骨折（1）

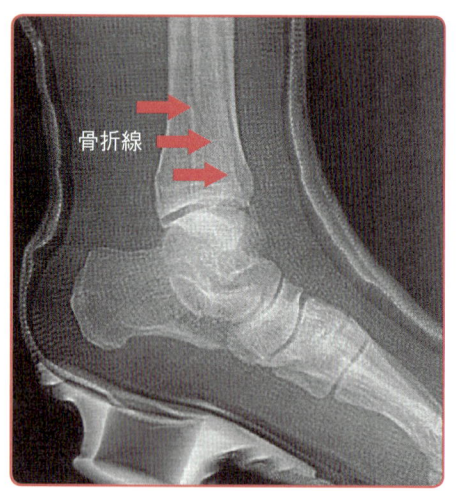

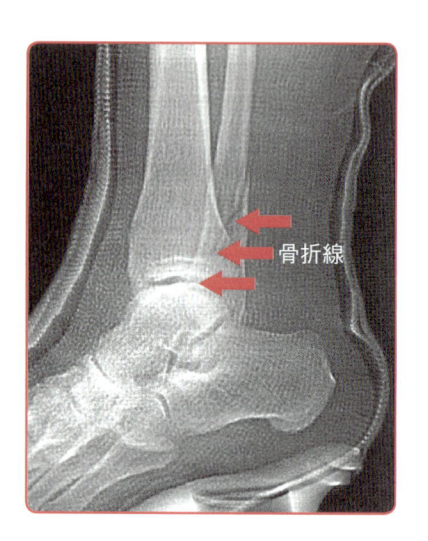

図42-①-4　腓骨螺旋骨折（X線像）

42-② 足関節部

腓骨螺旋骨折（2）

プローブ走査（症例 42-①〜43 参照）

まず長軸走査にて腓骨を前側から外側そして後側と移動走査したところ，プローブの移動に伴い骨折部の移動がみられた．その結果，腓骨斜骨折と推測された．短軸走査では図 42-②-1 のように足関節前面から腓骨を下方から上方への移動走査をした．

症例 42-②

36 歳・女性．路上においてつまずき，左足関節部を捻り来院した．主訴は足関節痛である．

■臨床所見

疼痛・腫脹顕著にして，荷重不可のため歩行困難であった．腓骨下端に腫脹および限局性圧痛が著明であった．限局性圧痛は骨上に認められ，叩打痛も顕著であった．臨床所見から骨折の疑いが強く，骨折特有の皮下溢血もみられた．

■画像所見

画像所見どおり腓骨斜骨折である．腓骨短軸走査により得られた画像を示す（図 42-②-2）．下方から上方にプローブを移動させたときのエコー像であり，骨亀裂部は内方から外方へ移動している．明らかに腓骨の斜骨折であると判断できる．ギプス固定後，医師へ診察を依頼した．図 42-②-3 の X 線像①〜③の走査ラインにおける骨亀裂部の移動方向（左〜右）と X 線像の一致が確認できる．

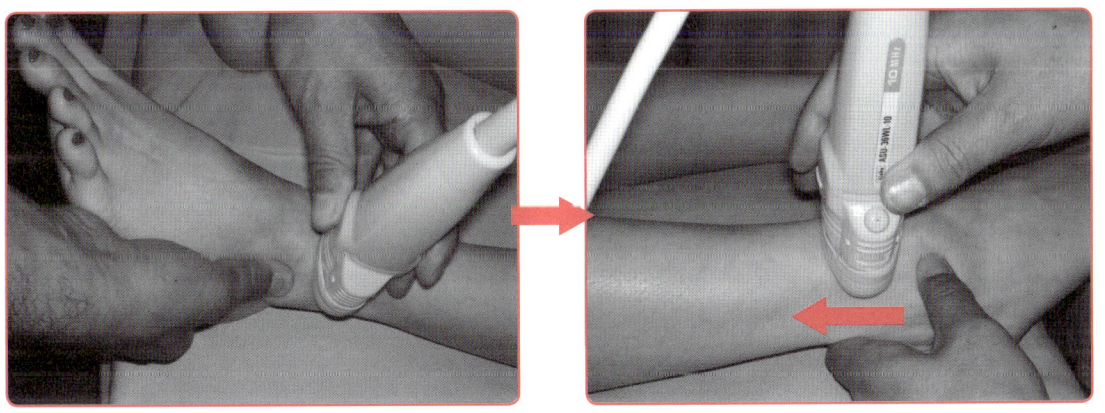

図 42-②-1 腓骨前面からの短軸走査．下方前面から上方へと移動走査している．

42-② 腓骨螺旋骨折（2）

プローブ走査ライン③

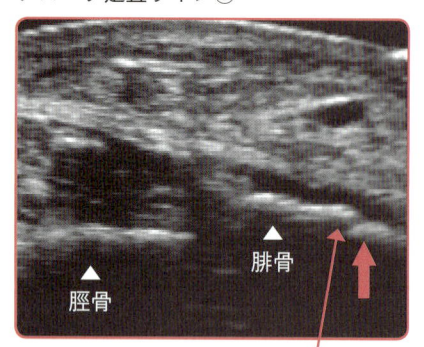

▲脛骨　▲腓骨

プローブ走査ライン②

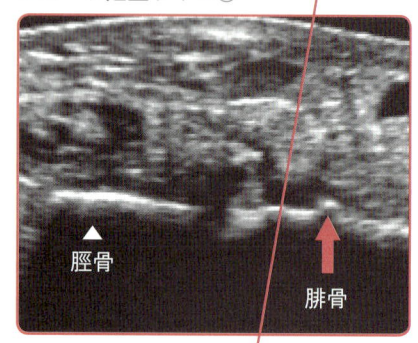

▲脛骨　▲腓骨

プローブ走査ライン①

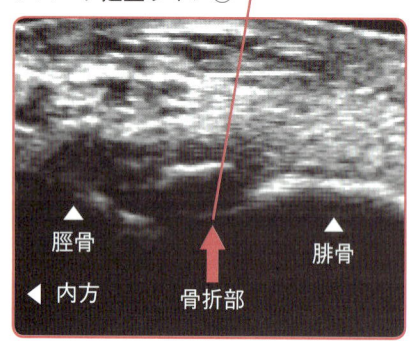

▲脛骨　▲腓骨
◀内方　骨折部

図 42-②-2　腓骨前面からの短軸像

プローブ走査ライン

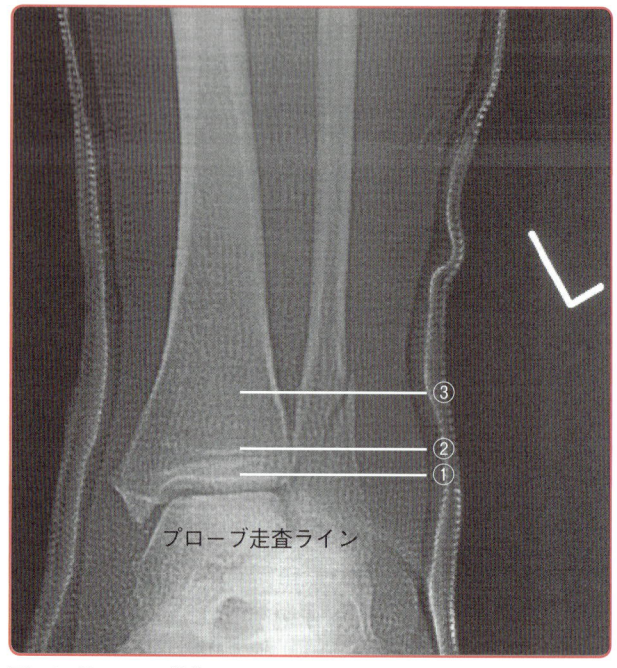

図 42-②-3　X線像

43-① 足関節部

腓骨先端骨折

超音波観察のポイント

まず臨床所見から，ある程度推測される疾患を考えてから，エコー観察に入ることである．とくに腓骨先端骨折は下端部の横骨折やATFL付着部の裂離骨折などもあるので，長軸走査においてもプローブを移動させながら観察しなくてはならない．関心領域が確認されれば，特に短軸走査にて確認すると判断がしやすくなる．とくにATFL付着部裂離骨折は，短軸走査が必要である．一般的な2方向のX線検査では描出されないからである．

プローブ走査

図43-①-1，2のようにまず腓骨を長軸走査により観察する．このとき，腓骨の形状にあわせてやや前側から外側，そして後方へと移動走査する．その後，かならず短軸走査して確認する．

症例 43-①

18歳・男性．バレーボールにおいて，ジャンプして着地する際に足部を内反して負傷した．

■臨床所見

主訴は足関節捻挫による足部の痛みであり，ATFL・腓骨下端部に腫脹と圧痛を認めた．靱帯損傷も認められるが，腓骨下端部に強い叩打痛・介達痛を認めた．

■画像所見

図43-①-3は腓骨先端の長軸像である．先端部に骨の線状高エコー像に亀裂・離断がみられ，しかも骨不整像・骨散乱像が認められる．また腓骨と皮膚の間には低エコー域・血腫が観察される．明らかに皮下出血である．周囲エコー像が不明瞭であり，骨散乱像から新鮮骨折であることがわかる．

図43-①-4は負傷直後のX線像である．かすかに腓骨の剥離を認める．2週間後のX線像（図43-①-5）では明確に骨折線が出現している．

> **観察のヒント　足関節損傷における複合損傷**
>
> 足首の損傷に関しては複合損傷が多い．十分注意してひとつひとつ消去法により関心領域を絞りながらエコー観察を行う．
>
> たとえば，腓骨骨折・腓骨筋腱損傷・AITFL損傷・ATFL損傷・距骨骨折・三角靱帯損傷など，重複して損傷することが多い．そのため十分な問診・視診・触診が大切である．そのうえで関心領域を決めてエコー観察の手順・方法を決定して観察する．

43-① 腓骨先端骨折

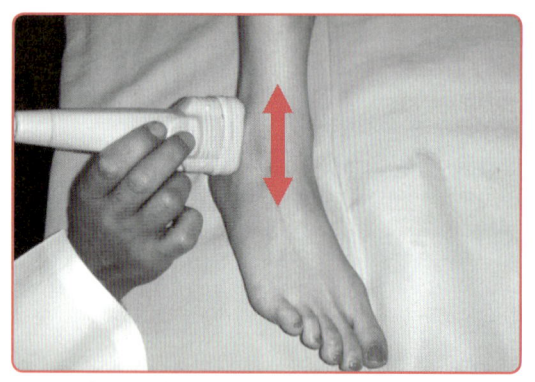

図43-①-1 腓骨先端骨折への長軸走査

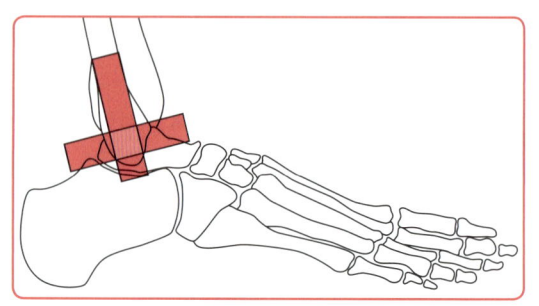

図43-①-2 腓骨先端骨折への長軸・短軸走査模式図

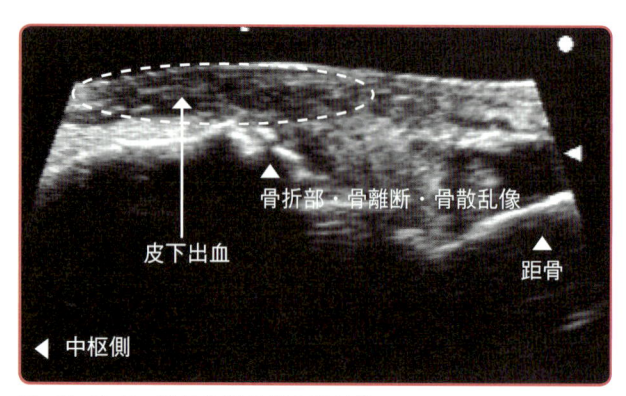

図43-①-3 腓骨先端骨折の長軸像
（皮下出血／骨折部・骨離断・骨散乱像／距骨／中枢側）

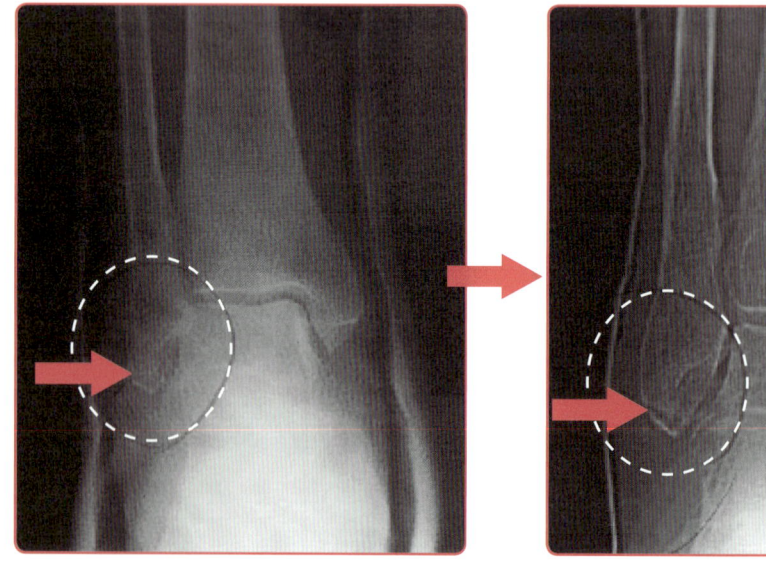

図43-①-4 X線像（初診時）

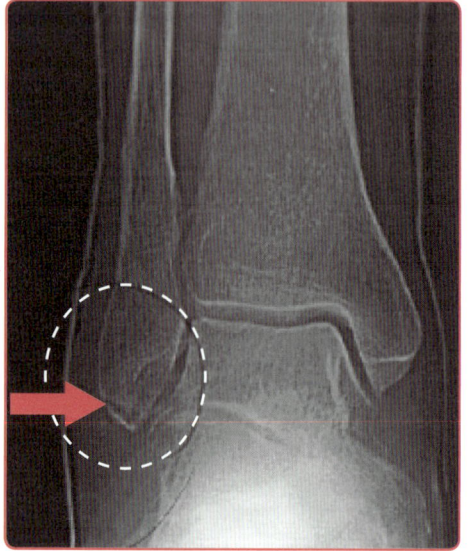

図43-①-5 X線像（2週間後）

43-② 足関節部

腓骨先端骨折

症例 43-②

30歳・女性．路上にておいてつまづき，足部を捻り負傷した．

■臨床所見

主訴は足関節捻挫による足関節外側痛である．腓骨下端部に限局性の圧痛が認められた．叩打痛・介達痛が著明であり，骨折部に雑音を触知した．足関節部全体に強く腫脹がみられた．臨床所見からは腓骨先端部の骨折もしくはATFL損傷が推測された．関心領域を腓骨先端に絞りエコー観察した．

■画像所見

骨折を疑い腓骨を長軸にて観察した結果，図43-②-1では腓骨先端部に骨を示す線状高エコー像の連続性が消失しているのが確認された．さらに骨散乱像も認められた．また下腿全体に腫脹を示す低エコー域・血腫が確認できる．固定処置を施し，直ちに医師へ診察・X線検査を依頼した．X線（図43-②-2）でわかるとおり腓骨先端の裂離骨折であった．

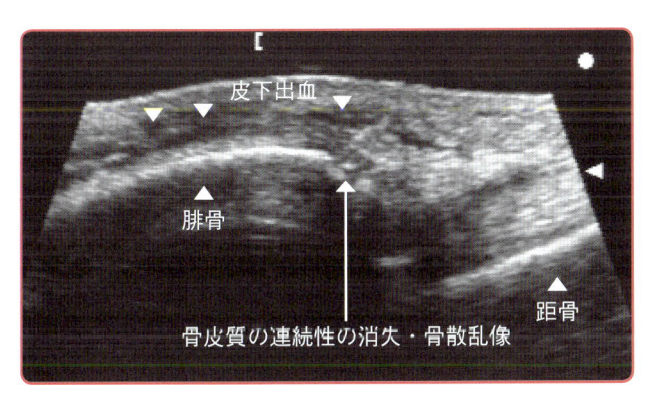

図43-②-1 腓骨先端骨折長軸像

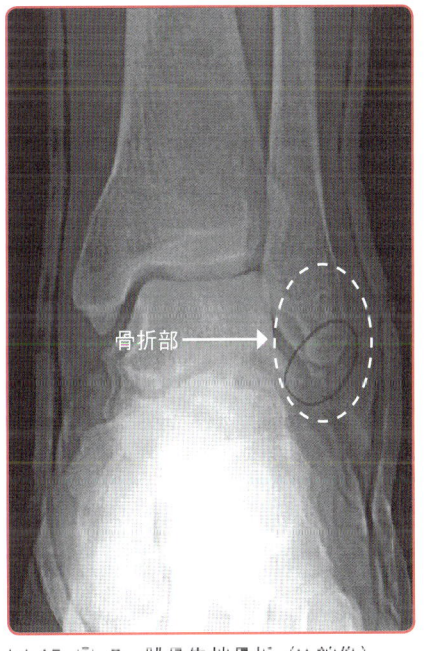

図43-②-2 腓骨先端骨折（X線像）

44 足関節部

腓骨疲労骨折

超音波観察のポイント

疲労骨折の超音波観察では，新鮮骨折と比較して骨散乱像や周囲の出血による低エコー域はあまり強くなく，周囲組織の内部エコー性状も比較的整であることが挙げられる．

プローブ走査

図44-1, 2にあるように腓骨に対して長軸・短軸走査を行う．このとき，腓骨の形状に合わせて超音波ビームが正確に照射されるように腓骨への角度を傾けることが必要である．「骨観察時のプローブ走査の留意点」参照．

症例 44

20歳・女性，マラソンランナーである．練習中，下腿部に痛みを訴え来院した．受傷機転として特別強い外傷は認められないが，着地時に激痛が走り負傷した．

■臨床所見

下腿外側下方の骨上に限局した圧痛を訴えている．走行困難であり，跛行を呈していた．

■画像所見

図44-3は健側腓骨の長軸像である．骨の線状高エコー像は直線的であり，骨表面に不整はみられない．図44-4は患側腓骨の長軸像である．腓骨はやや膨隆しており，その直上にやや出血性低エコー像が認められる．健側短軸像（図44-5）では腓骨は丸みを帯びており，骨不整もない．腓骨筋も内部エコーも整である．患側短軸像（図44-6）では骨不整像および仮骨と推測される高エコー像が認められる．さらに直上の腓骨筋は肥厚し，内部エコーの不整像が認められる．疲労骨折と判断し，直ちに練習を中止させ医師へ診察を依頼した．図44-7のX線像において疲労骨折が確認された．外力が加わって疼痛の増大を引き起こしたものではないかと推測される．

■本症例について

骨膨隆は一部仮骨であり，X線像にて明らかである．疲労骨折に再び外力が強くかかり，再骨折したものと考えられる．

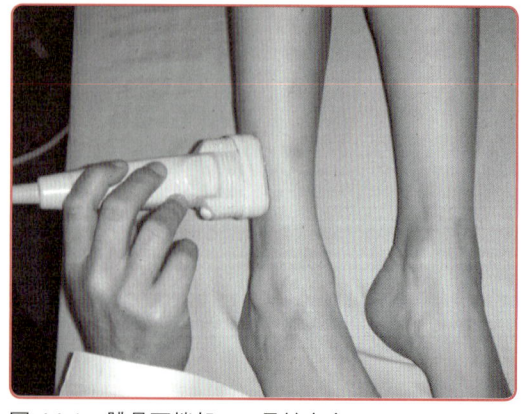

図44-1 腓骨下端部への長軸走査

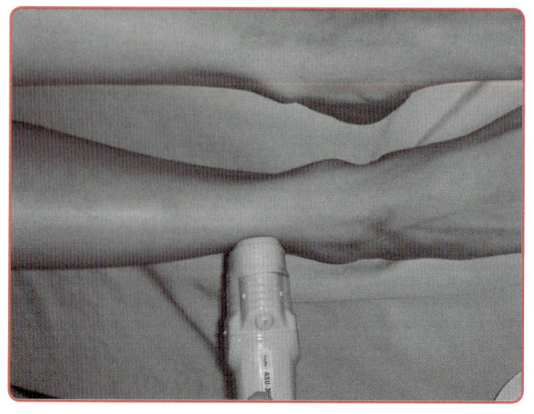

図44-2 腓骨下端部への短軸走査

足関節部

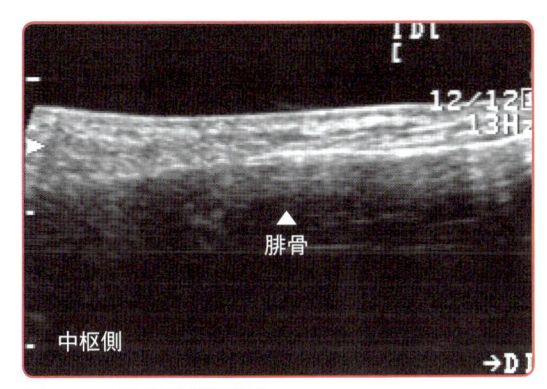

図44-3　腓骨健側長軸像

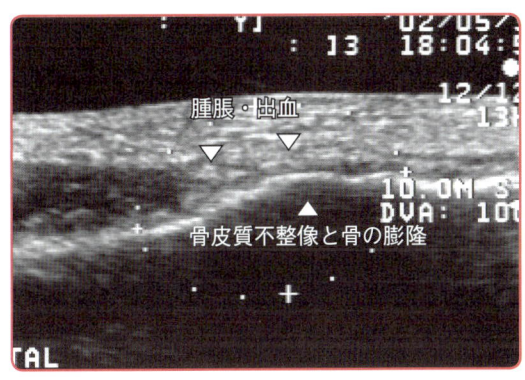

図44-4　腓骨患側長軸像

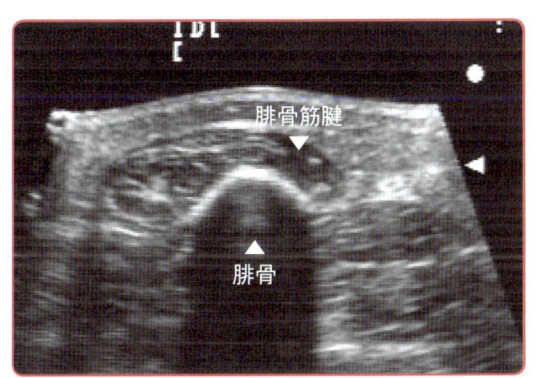

図44-5　腓骨健側短軸像

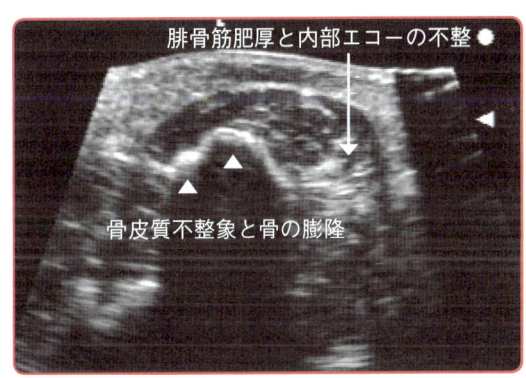

図44-6　腓骨患側短軸像

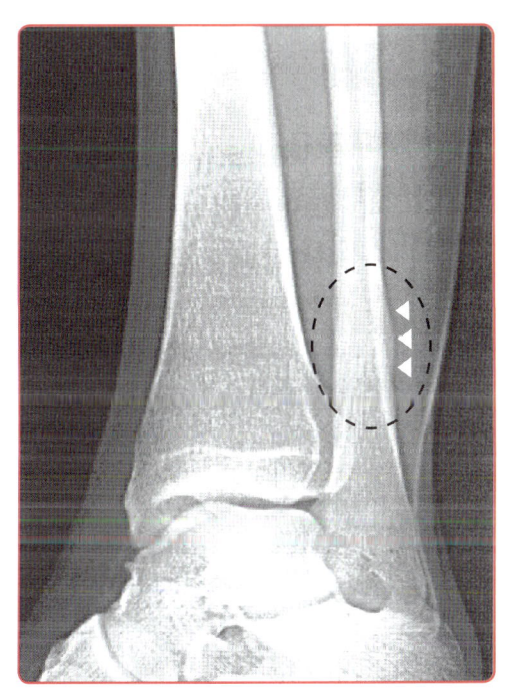

図44-7　脛骨疲労骨折のX線像

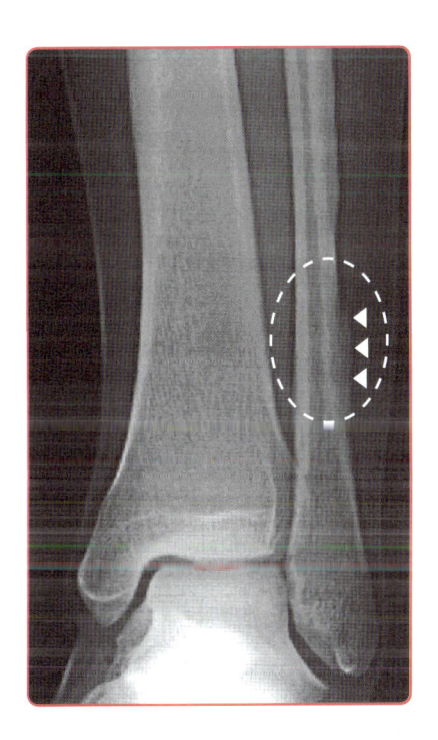

44 腓骨疲労骨折

>>> **観察のヒント** >>> 骨観察時のポイント・短軸走査のポイント >>>

　腓骨など骨の観察にあたっては，形状の丸みにそってプローブを傾けてビームが垂直にあたるように工夫しなければならない．そしてまた下図のように多方向からの観察が必要である．走査により小さな亀裂などが発見できることもある．プローブ走査において留意しなければならない大切なポイントである．

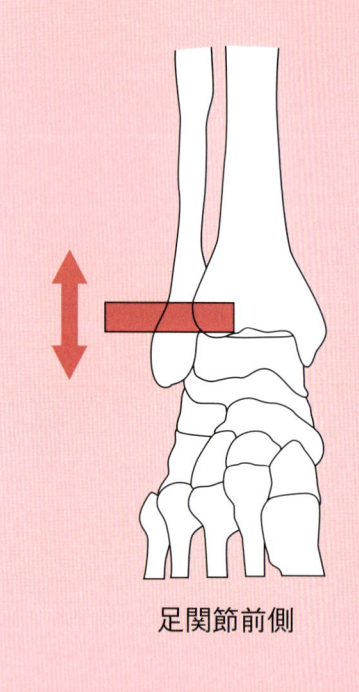

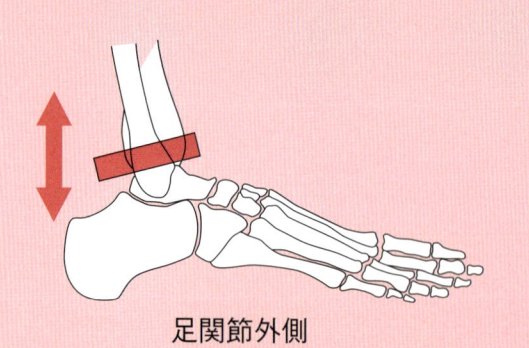

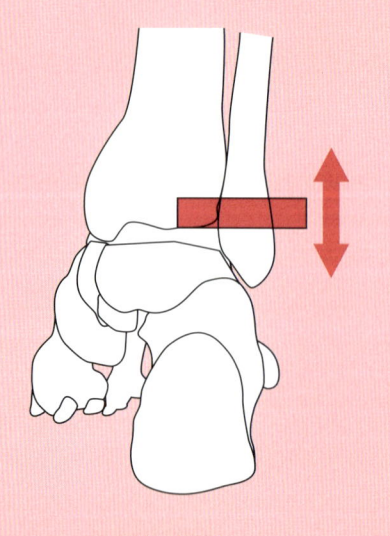

足関節前側

足関節外側

足関節後側

45 足関節部

アキレス腱炎・微小断裂

概要

アキレス腱炎・微小断裂

下腿三頭筋の筋力低下や柔軟性の低下，アキレス腱の変性が原因となる．アキレス腱微小断裂の瘢痕化や慢性炎症で周囲組織との癒着，肥厚などで歩行時に疼痛が発症する．腓骨にも疲労骨折が起こる．

超音波観察のポイント

アキレス腱の超音波観察では足関節の屈曲角度を工夫したり，動的に観察するとよい．底背屈の動きの中で，新鮮例であれば腱内断裂部・損傷部の低エコー域の狭小化や拡大がみられるので，それにより判断することもできる．とくにアキレス腱はプローブの走査により走査線が変化しやすいので，短軸走査による観察が優れている．長軸走査では，エコービームの入射角が違えば，まったく別の画像を示すことがあるためである．

短軸走査にて関心領域を決定し，その部位をさらに長軸走査にて確認をする．アキレス腱付着部のmicro ruptureなどでは，短軸像が必須である．

プローブ走査

図45-1はアキレス腱の長軸走査である．このとき，やや描出しにくければ，足関節を他動的に底屈させるとよい．「アキレス腱描出のコツ」を参照．ここでは，長軸走査にてすぐにアキレス腱の状態を確認できたので長軸像を参考にしてほしい．

症例 45

17歳・女性，バレーボールの選手．アタック後，着地時に痛みが走り，次第に疼痛が増大した．歩行痛顕著にして，歩行困難なため受診．走行不可であった．

■ 臨床所見

アキレス腱の踵骨から中枢へ3～4cmのところに圧痛・硬結を認める．下腿三頭筋全体に筋緊張が強く，両足つま先立ちによって痛みが誘発され，片足でのつま先立ちは困難であった．

■ 画像所見

図45-2は健側長軸像である．図45-3は患側長軸像であり，矢印部位において腱実質の肥厚がみられることから外傷を起因としたアキレス腱炎と判断した．長軸像ではアキレス腱は帯状の高エコー像として描出される．患側には明らかに上記部位に腱の肥厚を認めた．短軸像をみても同様であり，アキレス腱炎と思われる．ジャンプなどの多いバレーの練習は症状の悪化を引き起こすと考え，しばらくの間安静・加療を指示した．

45 アキレス腱炎・微小断裂

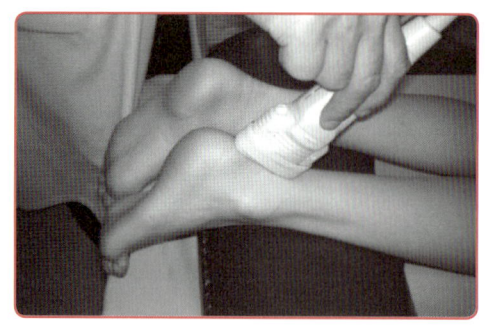

図45-1 アキレス腱の長軸走査

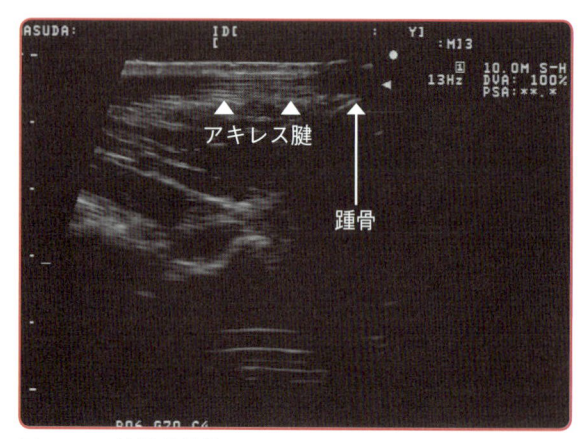

図45-2 健側長軸像

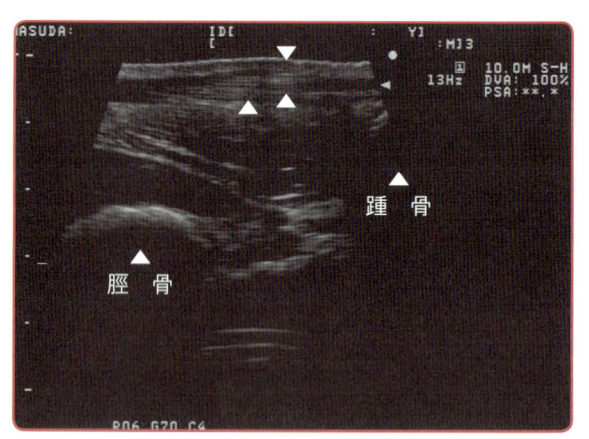

図45-3 患側長軸像

> **観察のヒント**　**アキレス腱描出のコツ**
>
> 図45-2は，アキレス腱の長軸走査である．
> 皮下に帯状の高エコーを示す線維構造が見られる．このときに，足関節をやや底屈位にすると腱に張力が働き一層明瞭に描出される．

46 足関節部

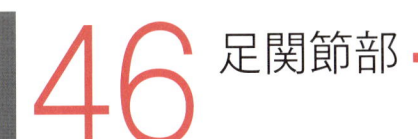

前距腓靱帯損傷（ATFL）・stage 2

概要

前距腓靱帯損傷

足関節の外側にある靱帯は内側の靱帯に比して弱く，足関節で内がえしの外力が加えられると，前距腓靱帯に牽引力が作用して伸長される．外力が強い時は靱帯が断裂する場合や靱帯付着部の裂離骨折（腓骨尖端裂離骨折）を生じることがある．

超音波観察のポイント

ATFL の超音波観察は非常にむずかしく，熟練しないとなかなか理解できない．

ランドマークをしっかり把握することが重要である．また観察上のポイントとしては，やや足関節内反位にて ATFL に張力をあたえると描出しやすい．しかし強く内反させて，損傷部を拡大させないように愛護的に観察する．

動揺性についても同じことがいえる．この時のストレステストも強く行ってはならない．反復したストレステストは禁忌である．X 線によるストレステストも確かに有効性があるが，画一的なストレステストは再受傷や損傷部の拡大を引き起こす可能性がある．動揺性のエコー観察は図 43-7 を参照されたい．

プローブ走査

図 46-1 は ATFL 長軸走査であり，図 46-2 は ATFL 短軸走査である．プローブ走査の方法については，「ATFL 描出のコツ」にて詳細に述べる．

症例 46

11 歳・女性．バレーボールの練習中，足部を内反して負傷する．

■臨床所見

ATFL に圧痛・腫脹を軽度認める．内反強制にて疼痛増強する．前方引き出しテストにて軽度の動揺を認める．soft end point あり（左側が患側である）．

■画像所見

図 46-3 は健側 ATFL であり，帯状の高エコー像として描出されている．図 46-4 は患側 ATFL であり，距骨側に断裂部低エコー域を認める．図 46-5 は，ATFL の短軸像であり，楕円形の高エコー像として認められる．図 46-6 の患側 ATFL の短軸像では，靱帯後側（踵側）の断裂と推測できる．関節包の断裂がないためか，靱帯外側への出血・無エコー域はみられない．

ATFL の短軸像では距骨のやや円形状の凹型部分に注目する．この部分に楕円形の高エコー像である ATFL が認められる．

総合的に判断すると，ATFL 距骨側・後側の部分断裂であり，損傷程度は約 1/2 程度であることも推測できる．

46 前距腓靱帯損傷(ATFL)・stage 2

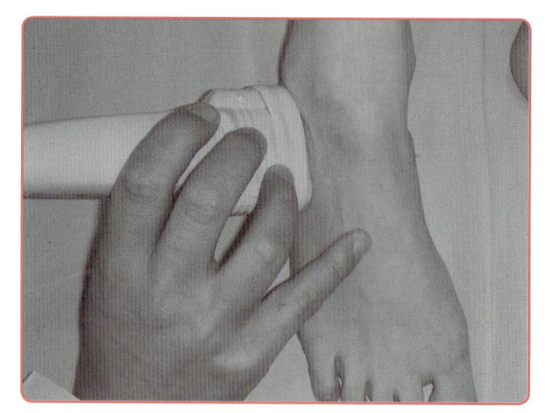

図 46-1　ATFL 長軸走査

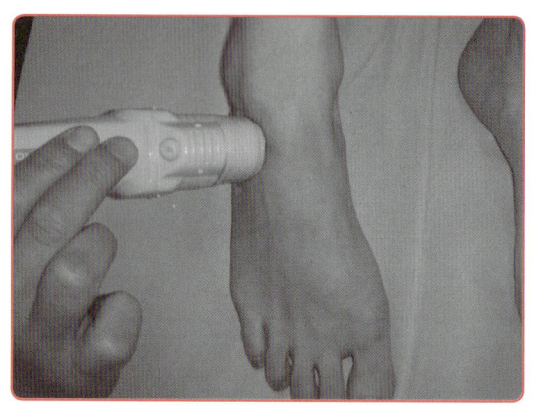

図 46-2　ATFL 短軸走査

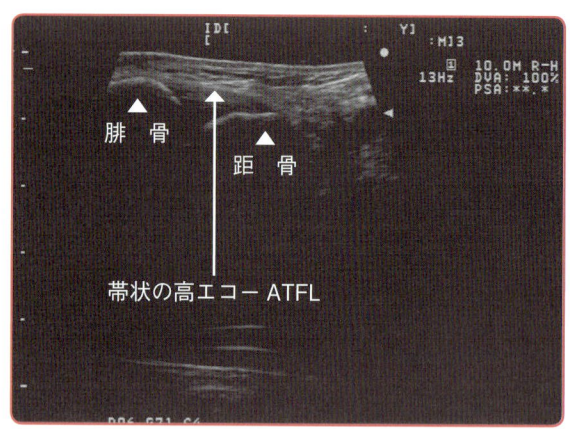

図 46-3　健側長軸像
腓骨／距骨／帯状の高エコー ATFL

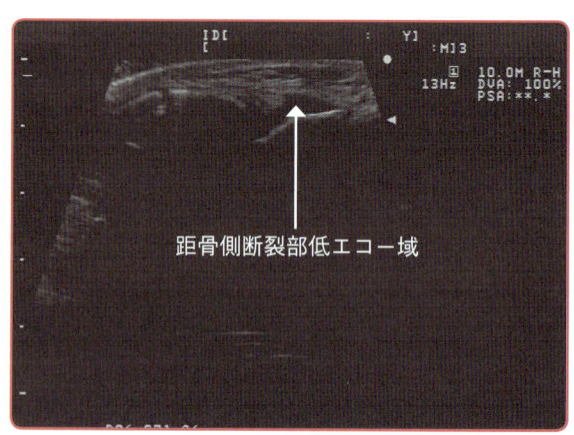

図 46-4　患側長軸像（左側）
距骨側断裂部低エコー域

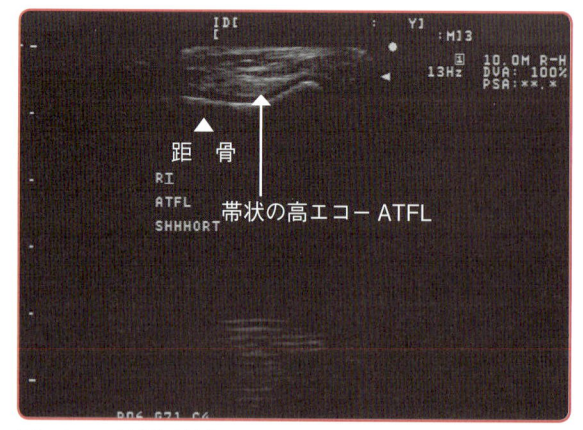

図 46-5　健側短軸像
距骨／帯状の高エコー ATFL

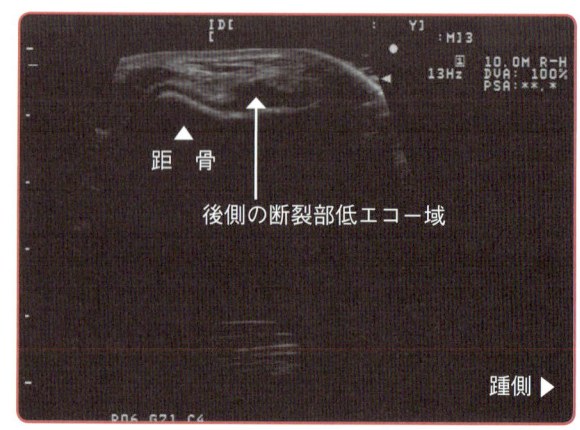

図 46-6　患側短軸像（左側）
距骨／後側の断裂部低エコー域／踵側

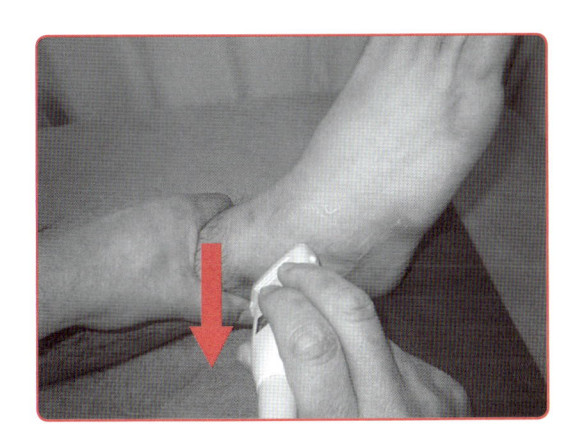

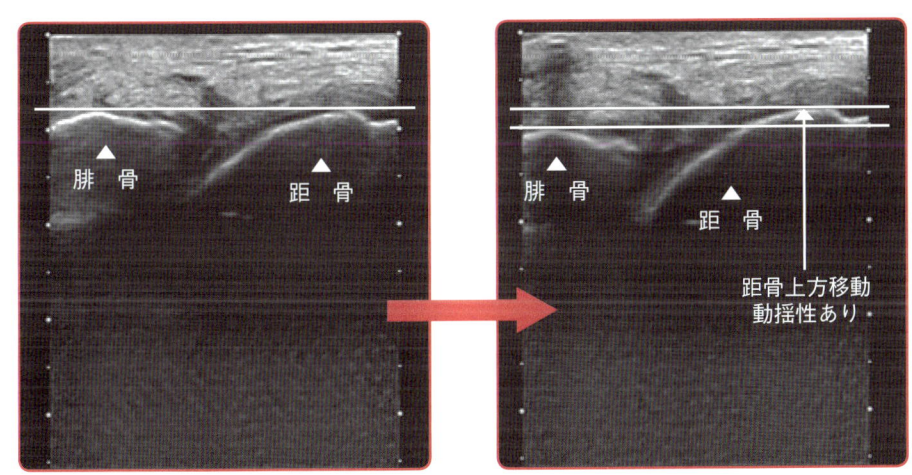

図46-7 動的観察写真（上図写真）動揺性を認めるエコー像（下図）

>>> 観察のヒント >>> ATFL動揺性の観察・動的観察法 >>>

腓骨と距骨を描出し，脛骨を図46-7のように下方へ圧迫すると，エコー像上，距骨の上方移動が認められる．動揺性があれば靱帯損傷stage 2であり，固定処置が必要である．時には，crutch gateも必要であり，完全免荷あるいは，1/3WBとしなくてはいけないかもしれない．

プローブの走査線

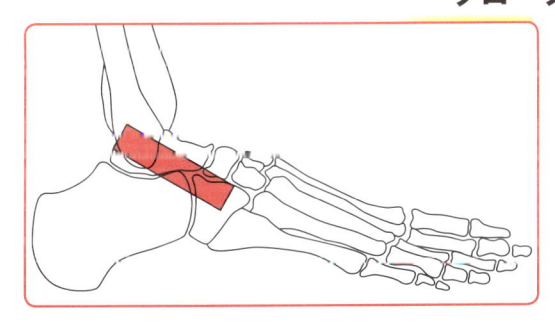

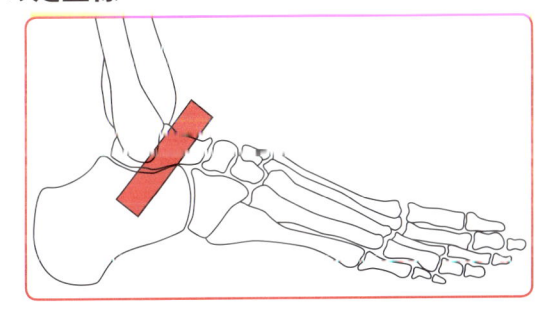

46 前距腓靱帯損傷（ATFL）・stage 2

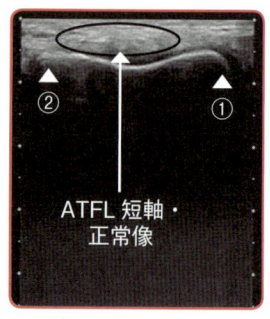

画像A　ATFL短軸・正常像
画像B　ATFL上端部
画像C　ATFL下端部
画像D　ATFL正常像（中央部）帯状の高エコー像

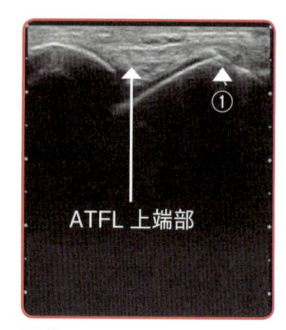

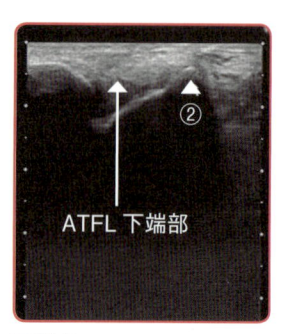

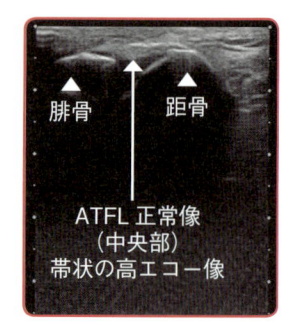

>>> 観察のヒント >>> ATFL描出のコツ1 >>>

画像A・B・Cの3枚の画像を参考にしてほしい．
　基本的に短軸像から入り，距骨の凹部をランドマークとする．（画像A）にある距骨凹部に楕円形を呈する高エコー像・ATFLが認められるため，画像A中のランドマークとした番号①，②にあたる骨の突起・隆起を参考にし，短軸から長軸走査のためにプローブを回転させる．この時腓骨下端と①，②の骨突起部のいずれかをまず描出し，そこから上方あるいは下方にプローブを移動させると正確にATFLが描出される．画像DがATFL中央部の画像である．

断裂部の短軸ライン

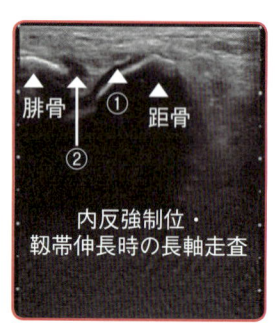

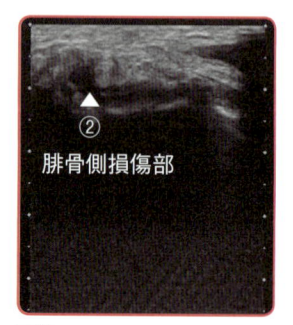

画像E　内反強制位・靱帯伸長時の長軸走査
画像F　末梢側損傷部
画像G　腓骨側損傷部

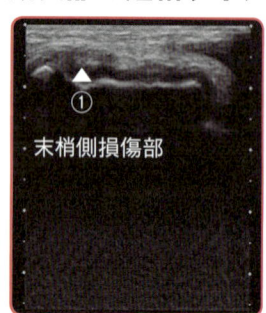

>>> 観察のヒント >>> ATFL描出のコツ2・症例から >>>

　ATFLの描出のもう一つの方法としては，やや足関節を内反させてATFLを伸長させることである．それにより靱帯は張力により伸展されるため，エコービームが強く反射される．さらに断裂部も拡大し低エコー領域が拡大するので，損傷部を明瞭に描出しやすい．ただし，二次損傷があるのであまり強く内反しない．臨床所見を見ながら内反するとよい．
　画像Eは，やや足関節を内反したものであり，ATFLの腓骨側②に低エコー域を強く認めており，距骨側①にもかすかに低エコー域を認め，損傷・部分断裂がうかがえる．画像F・Gは，長軸像に対応する関心領域での短軸像である．

47-① 足関節部

中足骨骨折（1）

概要

中足骨骨折

　重量物が落下し直達外力による骨折と，下駄ばきでの踏み外した時に念転力が加わり，介達外力による骨折がある．直達外力では横骨折か粉砕骨折となり，介達外力では下駄骨折（第5中足骨底裂離骨折）が代表例として有名である．
　スポーツによる反復外力が加わり，第2・3中足骨骨幹部に疲労骨折を発症することがある．

超音波観察のポイント

　疲労骨折のポイントは，骨不整像のみならず，前駆所見として骨直上に無エコー域の出現をみるのが多いことはすでに記載している．この時期に，早めに医師の診察を仰ぎ，X線検査・MRI検査を勧めることが大切である．中には，X線検査では骨折は否定的な症例の場合もあるが，MRI検査では骨挫傷であるケースを多く体験しており，安易に運動継続させた場合，後々，骨折を引き起こすケースが多く注意が必要である．

プローブ走査

　図47-①-1，2のように長軸走査から短軸走査へと観察する．

症例 47-①

15歳・男性．野球部に所属し，ある日突然，投球練習時足部に痛みを感じたため受診した．

■臨床所見

　主訴は中足部の疼痛であり，第3中足骨に限局性の圧痛を認め，腫脹・熱感も認められた．

■画像所見

　図47-①-3は患側長軸像であり，骨線状高エコー像に亀裂している部位が認められる．さらにその直上では無エコー域が確認される．この無エコー域は，プローブ圧による変化がないため，骨折血腫ではないことは明らかである．図47-①-4は短軸像であり，明瞭に骨不整像・骨亀裂像が認められた．疲労骨折と判断し，医師へ診察を依頼した．医師からの返信では疲労骨折との診断結果であった．

観察のヒント　疲労骨折の観察時の注意点

　注意点をあげると，第一に骨直上の無エコー域は，疲労骨折の前兆ありの可能性は否定できない．第二に骨亀裂・骨不整像の出現は，疲労骨折の症状が強いと考えられる．骨の線状高エコー像を確認し，骨の異常をチェックする．しかし同時に指伸筋腱の損傷・骨間筋損傷も考えられるので忘れてはならない．関節部付近もチェックする必要がある．関節損傷の影響で炎症が波及している場合も考えられるので，丹念に観察していくことが大切である．

47-① 中足骨骨折（1）

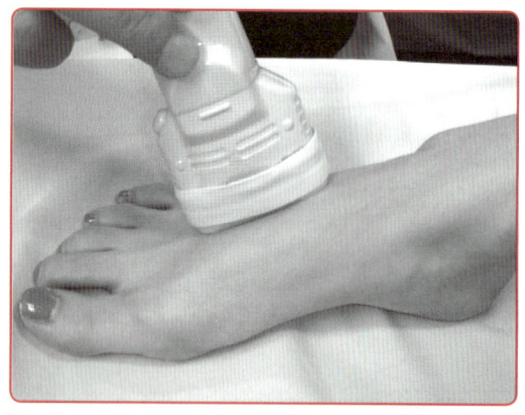

図47-①-1　第3中足骨背側からの長軸走査

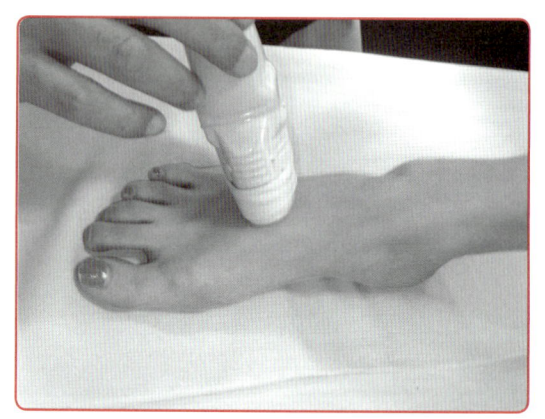

図47-①-2　第3中足骨背側からの短軸走査

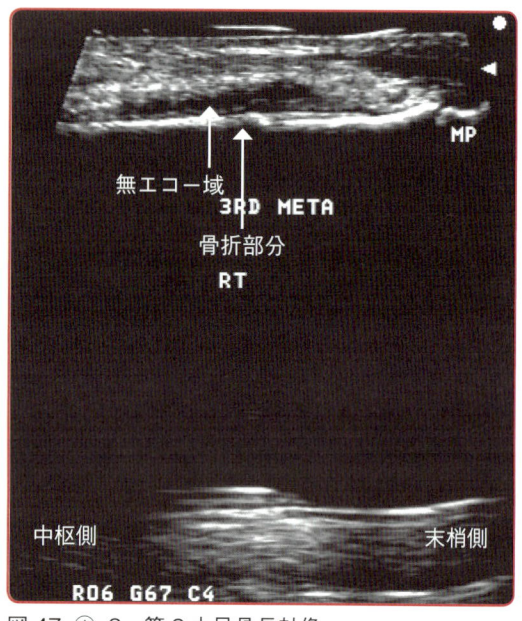

図47-①-3　第3中足骨長軸像

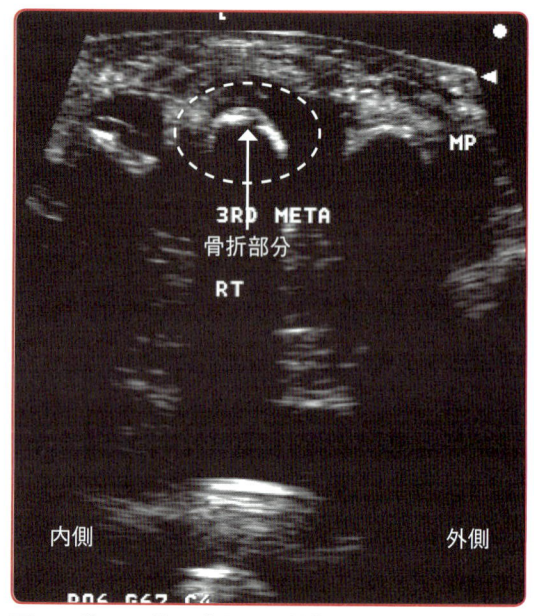

図47-①-4　第3中足骨短軸像

47-② 足関節部

中足骨骨折（2）

超音波観察のポイント

第5中足骨をはじめとして，中足骨は比較的背側の皮下組織が薄いため，骨不整像や骨散乱像の確認は容易である．しかし，かすかな亀裂などは見逃すことも多いので，短軸走査は必要である．限局性圧痛などの臨床所見などと総合的に判断し，骨折を否定できないときは医師の診察を仰ぐ．このような場合は，必ず固定処置を施し，松葉杖など適切な処置をして診察を依頼する．

プローブ走査

長軸走査（図47-②-1）から短軸走査（図47-②-2）へと観察を行う．皮下組織が薄い場合は，超音波の減衰も少なく判断は容易である．臨床所見とエコー所見を加味することで骨折の判断は十分に可能である．

症例 47-②

52歳・男性．歩行中，踏切で足を踏み外して受傷した．主訴は右足外側部の疼痛．

■臨床所見

第5中足骨基部に，圧痛・腫脹・熱感が著明であった．さらに限局性の圧痛・軸圧痛も認めた．第5中足骨基部骨折と判断し，エコー観察を行った．

■画像所見

図47-②-3は背側からの長軸像であり，図47-②-4は外側からの長軸像である．明らかに骨の線状高エコー像の離断が確認され，亀裂部に超音波ビームの進入を認めている．第5中足骨基部の骨折と判断できた．図47-②-5〜7のX線像からもわかるとおりエコー像と一致した所見がみられる．

大事なことは，エコー観察の段階で，骨折部位や骨折間隙，そして段差など転位があれば距離を計測し，必ず整復し，正しい整復位置に復した段階で固定処置を施す．その後，医師へ診察を依頼するようにしている．このようにエコーで得られたデータで，骨折に対して柔道整復師としての処置を的確に施し，医師への診察を依頼することを基本としている．単なる応急処置ではなく，適切な処置をすることにより，医師の信頼が得られ，その後の後療法についても同意が得られると考えている．

観察のヒント　所見の取り方

まず圧痛・腫脹部位を確認する．受傷機転も考えた上で推測可能な疾患を想定して触診に入る．筋・腱の損傷がないかどうか抵抗運動や伸張痛などによって確認する．靭帯の損傷についてもストレステストなどを行う．その上で，骨の観察に入る．

臨床所見をしっかりと把握し，関心領域に対してエコー観察をすると判断が容易である．よくみられる間違いは，いきなりエコー観察に入ってしまうことである．

47-② 中足骨骨折 (2)

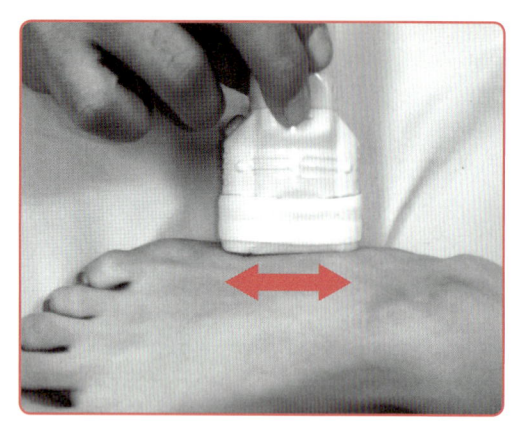

図 47-②-1　第 5 中足骨の長軸走査

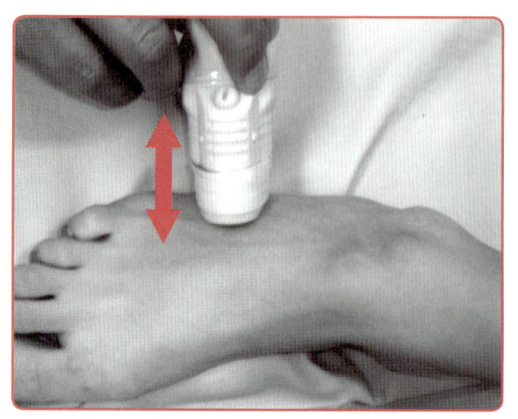

図 47-②-2　第 5 中足骨の短軸走査

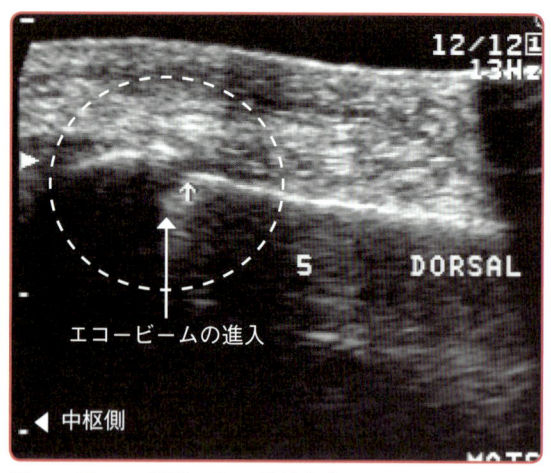

図 47-②-3　背側からの長軸走査
骨片が離開し，エコーが深く進入している．

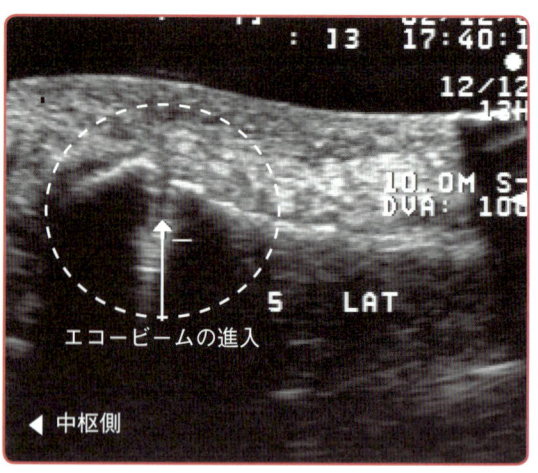

図 47-②-4　外側からの長軸走査

第 5 中足骨の X 線像

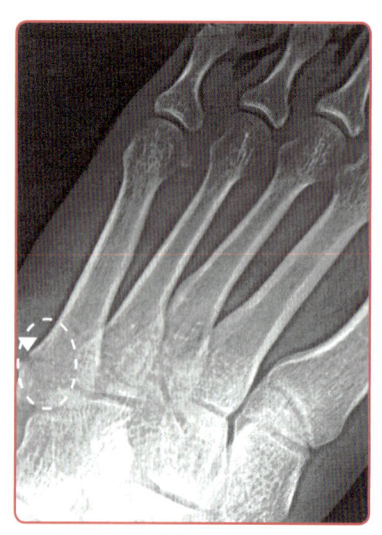

図 47-②-5　前後像

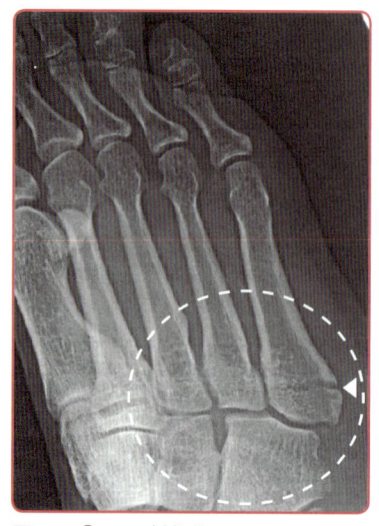

図 47-②-6　斜位像

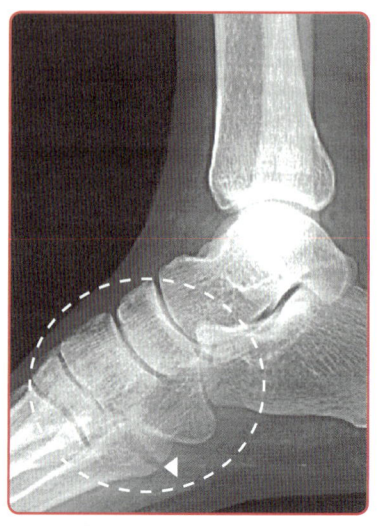

図 47-②-7　側面像

48 足関節部

足底腱膜炎

概要

足底腱膜炎

足底腱膜は足底皮下にあり，踵骨から起こり中足骨骨頭付近の靱帯に停止し，足底筋群を覆っている．体重の負荷は，脛骨，距骨，踵骨，長軸アーチへかかり，足底腱膜を伸長する．したがって，過度の歩行，長時間の起立などが誘因となり足底腱膜炎を起こし，踵骨付着部に疼痛が起こる．足底腱膜の長期牽引により，踵骨付着部に骨棘が発症することがある．踵骨部に深部圧痛を認めることがある．

超音波観察のポイント

足底腱膜付着部の骨不整像・骨棘および腱の肥厚や腱膜付着部の炎症像を観察する．X線像では描出できない微細な性状の変化がエコー観察では確認でき，早期処置が可能となり，骨棘などの発生を防止することも可能である．

症例 48

61歳・男性．歩行時，突然つまずき，足底部が痛いといって来院した．

■臨床所見

踵骨の足底腱膜付着部に圧痛があった．足底腱膜損傷・炎症と判断した．問題は骨棘などの既往がないか確認する必要があり，足底腱膜付着部の長軸・短軸走査を行った（図48-1～4）．

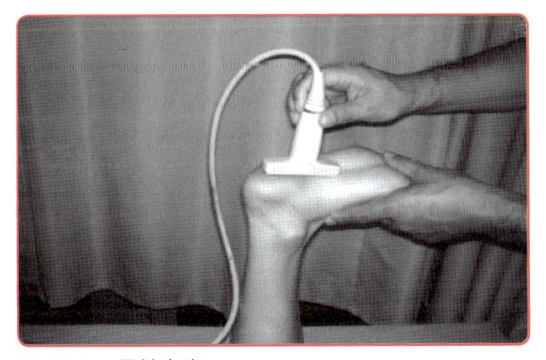

図48-1 長軸走査

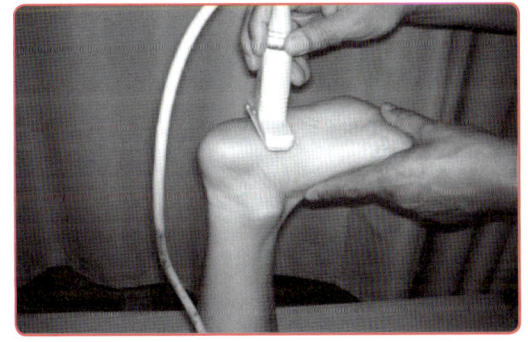

図48-2 短軸走査

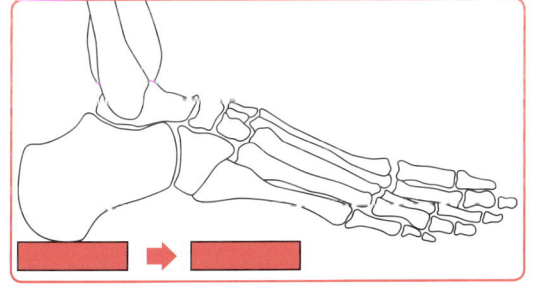

図48-3 長軸走査 模式図（骨から腱膜へ）

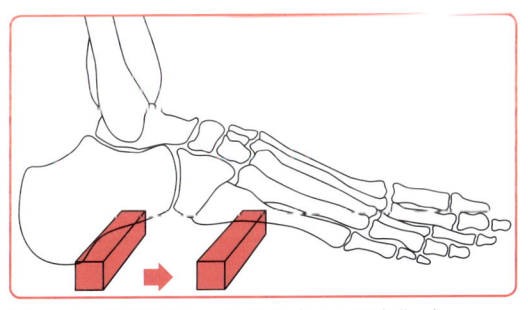

図48-4 短軸走査 模式図（骨から腱膜へ）

48 足底腱膜炎

>>> 観察のヒント >>> 足底腱膜の観察 >>>

足底腱膜を筋腹から付着部腱へと移動走査して観察する．主な観察ポイントは，腱の踵骨付着部であり，骨棘や骨不整像がすぐに見分けられる（図48-5）．次に腱の肥厚の程度も大切である．健側と比較すれば容易に判断できる．

筆者は，この部位は踵の皮膚や脂肪層の硬さから，超音波の減衰が大きいため，コンベックスタイプを用いる．臨床的には，腱付着部の骨不整像と腱の肥厚および付着部の腫脹・高エコー像が本症例の初期像として現れることが多い．

X線像では描出されないが，エコーでは微細な変化が早期に発見でき，的確な処置を行えば骨棘などへの進行を十分に予防できる．

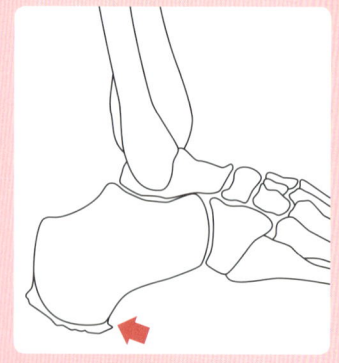

図48-5 骨棘形成

■画像所見

図48-6～9の健側および患側の短軸像・長軸像により，患側腱膜付着部に顕著な低エコー像を示す腫脹が観察され，腱の著明な肥厚がみられる．さらに腱膜付着部に，患側ではかすかな高エコー像および骨不整像が認められる．この不整像・高エコー像は，骨変形への初期像であり，このまま炎症が持続することにより骨棘の発生を引き起こす可能性がある．もともと足底腱膜炎の素因を有していたが，腱膜付着部の低エコー域は明らかに外傷性による腫脹である．

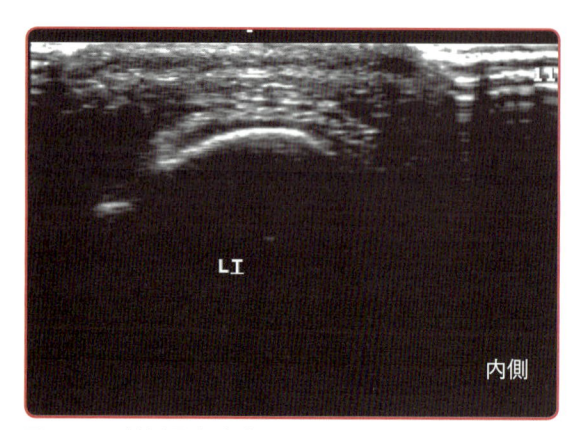

図48-6 健側足底腱膜の短軸走査

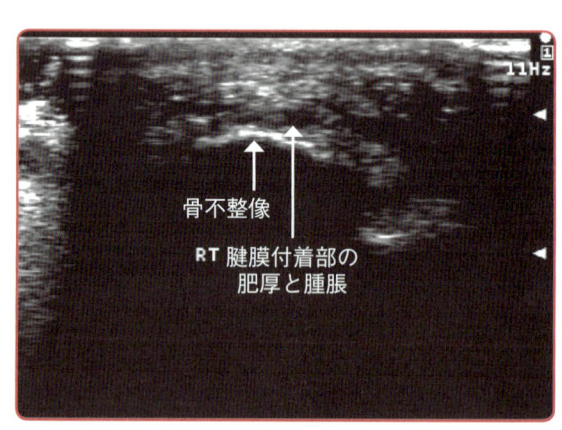

図48-7 患側足底腱膜の短軸走査

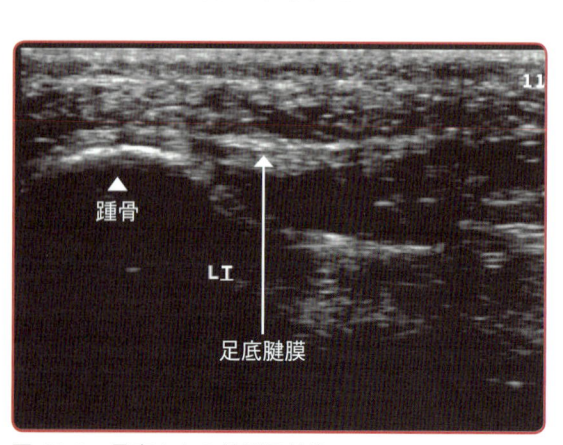

図48-8 足底からの健側長軸像

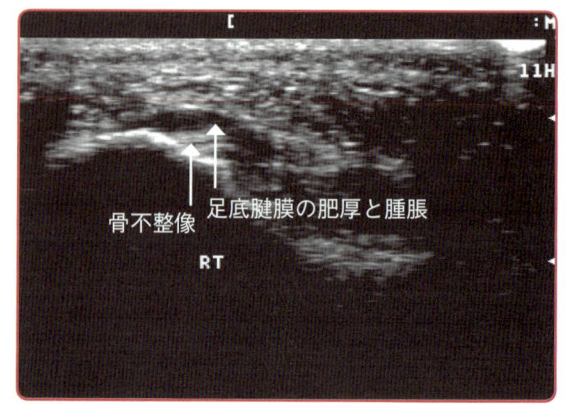

図48-9 足底からの患側長軸像

49 ≫ 52 体 幹

- 49 頸部捻挫
- 50 第6頸椎圧迫骨折
- 51 第10肋骨骨折
- 52-① 脊柱起立筋損傷（1）
- 52-② 脊柱起立筋損傷（2）

49 体　幹

頸部捻挫

概要

頸部捻挫

頭部が重い上に，頸部の可動性が大きく，支持組織が弱いために頸部捻挫が起こりやすい．寝違いを起こすと肩部，肩背部，上肢に至る重だるい感じ，しびれ感や鈍痛を生じる．また交通事故によるむちうち損傷時は頸椎の急激な過伸展・過屈曲により，頸椎，筋，靭帯，神経，血管などの損傷が考えられる．

超音波観察のポイント

頸部の観察ポイントは，後方からの観察で触診などにより，あらかじめ頸椎椎間関節の可動性や圧痛・硬結を確認することである．筋肉の低エコー像・高エコー像に加えて，筋肉内のエコー性状や筋肉のスパズムによる肥厚などが重要な判断材料となる．

プローブ走査

短軸走査にて観察する（図49-1）．これにより損傷筋の特定が可能である．図49-2に頸部後方の筋肉模式図を示す．

症例 49

9歳・女性．前髪をといてもらっているときに首を後ろにそらした瞬間，後頸部を痛めた．頸部の運動障害を訴えて，当日来院した．

■臨床所見

左後頸部に強い筋緊張を認め，患部に熱感および腫脹を認めた．早期より自発痛，動作痛が出現する．頸部前屈は困難であった．後屈は若干可能であるが，疼痛が顕著であった．回旋は可能であり疼痛も軽度である．

■臨床所見

図49-3は頸部後方筋肉のエコー像である．短軸像であるが，左多裂筋に炎症を示す高エコー

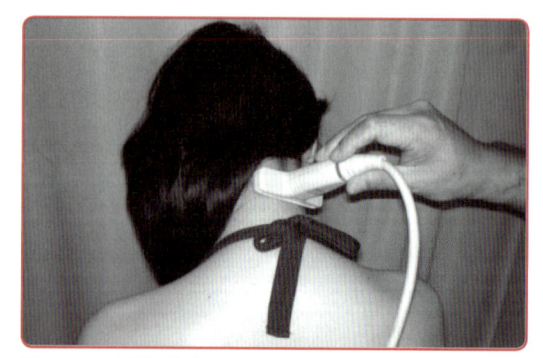

図49-1　頸部後方の短軸走査

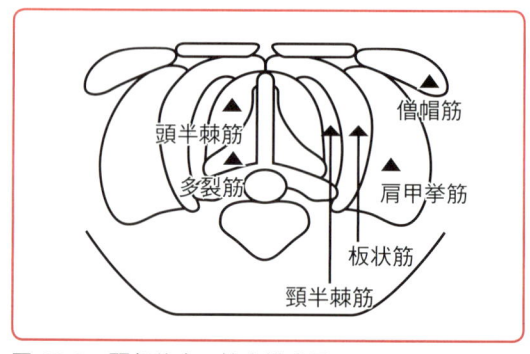

図49-2　頸部後方の筋肉模式図

体幹

域を認めた．このようにstage 1〜2程度の肉ばなれ・筋損傷では，出血による低エコー域はみられず，炎症性の高エコー像が出現する．当然所見と画像が一致するので，左右を比較することや損傷筋の作用を考えることで，明確な判断ができる．

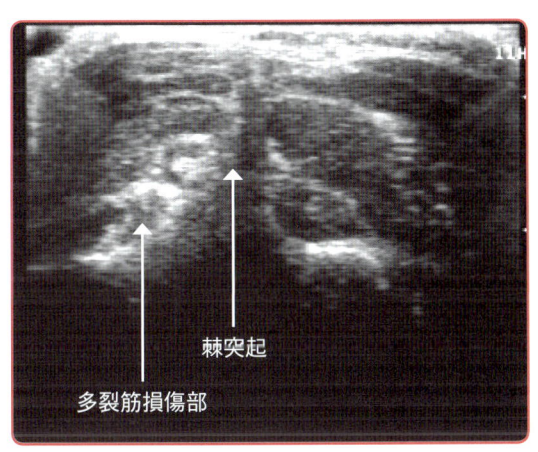

図 49-3　多裂筋損傷のエコー像

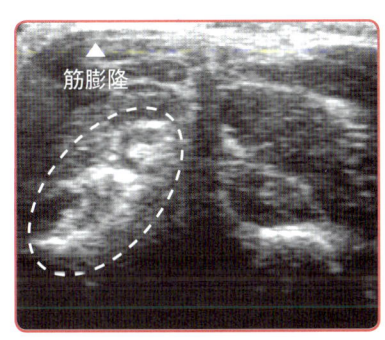

図 49-4　初診時
高エコー像

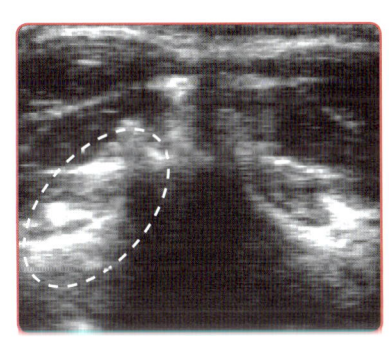

図 49-5　5日経過後
多裂筋のみに高エコー像残存

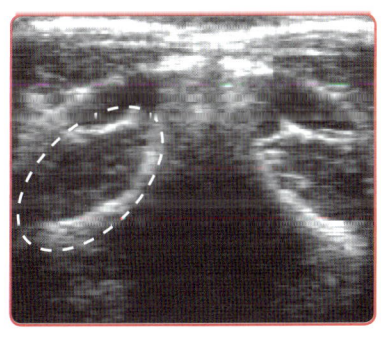

図 49-6　19日経過後
多裂筋の高エコー像の消失

経過観察にも有用性
経過日数に伴い患部の圧痛，硬結が改善し，5日目には熱感が消失する．12日目には頸部後屈での疼痛が消失し，14日目では頸部前屈での疼痛は若干残存するが，前屈が最大域まで改善された．損傷部位（筋）の特定，損傷範囲の把握，患部の治癒過程を観察できた．

図 49-4〜6は，施術経過中のエコー像であり，明らかに臨床所見の改善とともにエコー輝度に変化が見られた．日数の経過にしたがって高エコー領域が消失した．このように，経過観察にもエコー観察は適している．経過を知ることにより，適切に施術の変更が可能であり，それにより早期回復が期待できる．

50 体 幹

第6頸椎圧迫骨折

概要

第6頸椎圧迫骨折

頸椎は強力な屈曲力により第5〜6頸椎に圧迫骨折を起こすことがある．頸椎前方に圧力がかかるため椎体は圧迫されて楔状となる．症状は頸部に疼痛と運動制限がある．知覚異常などの神経症状を呈することもある．

超音波観察のポイント

頸椎の前方からの観察は，本来柔道整復師の取り扱う疾患外であることが多い．しかし，疑わしい場合は，前方からの観察も行う必要がある．基本的には，骨棘・椎間板高・頸椎アライメントを画像から読影することが可能である．頸部捻挫を再三引き起こすものや頸椎疾患の疑いがあるものは早期に医師へ診察を依頼する．その意味での観察にとどめる．

プローブ走査

頸椎の前方からの観察は，主に長軸走査を行うとよい．図50-1は通常の立位にて，図50-2はやや伸展位にて観察している．頸椎の伸展角度を変えることにより，椎間高や頸椎アライメントなども明瞭に描出できることがある．

症例50

58歳・女性．自宅にてすべり，転倒する．その際頭部を打撲し，頸部の痛みを訴えて来院する．

■臨床所見

頸部運動痛はみられたが，特別な所見はなかった．頸部捻挫として判断したが，年齢的素因・体質的素因を考えて，後方からの超音波観察に加えて，前方からの観察を追加した．

■臨床所見

図50-3は頸椎の前方走査によるエコー像であり，C6椎体前方に骨片らしい骨不整像を認める．外傷および患部の腫脹・熱感から考えて椎体の骨折も考えて医師へ診察を依頼した．多くは骨棘と間違えやすいが，原因・疼痛・圧痛・腫脹など総合的に判断することで骨折ではないかと推測された．図50-4がX線像であり，椎体圧迫骨折と診断された．

体　幹

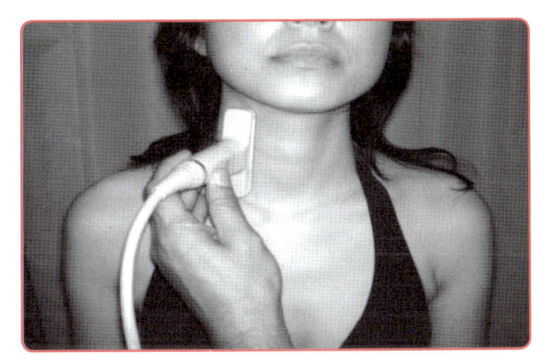

図 50-1　頸椎前方長軸走査・頸部正常位

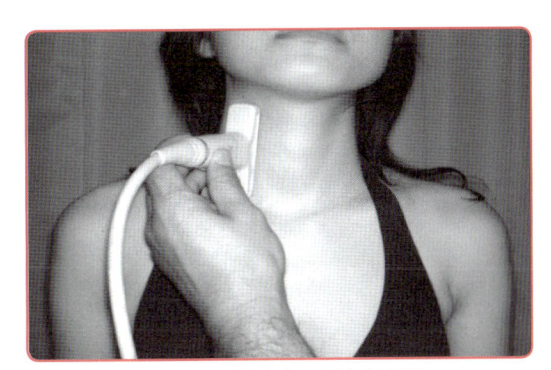

図 50-2　頸椎前方長軸走査・頸部伸展位

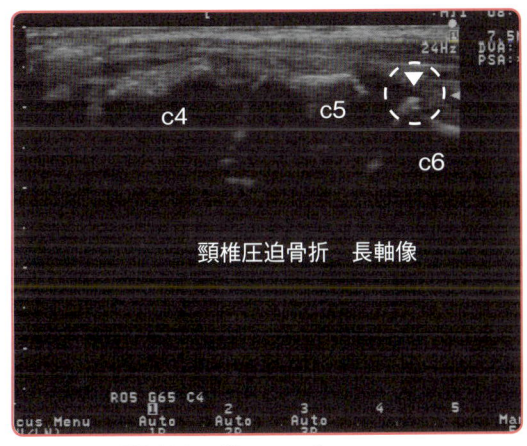

図 50-3　頸椎前方長軸エコー像

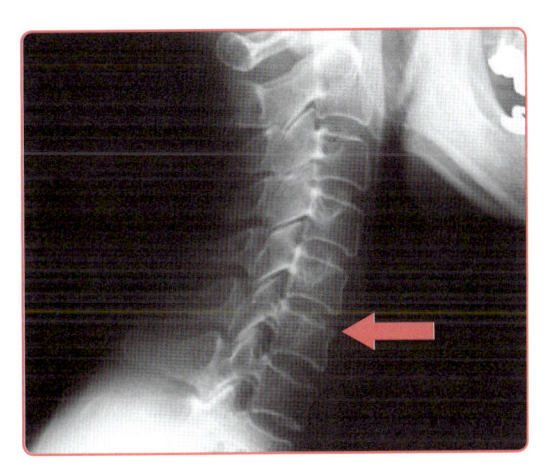

図 50-4　頸椎 X 線像

51 体幹

第10 肋骨骨折

超音波観察のポイント

まず肋骨骨折の部位を確認する．1本のこともあれば，2，3本骨折していることもあるので注意して所見をとる．何番目の肋骨か確認したのち，骨折部の最大圧痛点にマーキングする．短軸走査から入り関心領域を確認できたら，その場で長軸走査を行う．ここでは，見逃しやすい疾患として外・内肋間筋や前鋸筋損傷も十分考えられるので，観察時には注意する．

プローブ走査

肋骨などのエコー観察では長軸・短軸走査を両方するのが一般的であり，特に微細な骨折では短軸走査により発見できることが多い．Step sign・effusion が確認されれば骨折は間違いないと思われる．

症例51

80歳・男性．植木の作業中，転倒して脚立の上から落ちて胸部を打撲し負傷する．

■臨床所見

動作痛・介達痛・限局性圧痛を認め，咳やくしゃみによって疼痛は増強する．

■臨床所見

短軸走査を省いているが，微細な亀裂骨折などでは必ず短軸像の方が描出しやすい．この症例では長軸走査（図51-1）ではっきりと確認できた．図51-3のエコー像では線状高エコー像が途切れ，段差（step sign）となっており，骨折部周囲にかすかに血腫を示す低エコー域（effusion）がみられる．図51-4のX線像を比較すれば一層わかりやすい．

> **観察のヒント　肋骨骨折観察の工夫**
>
> 転位のない骨折や不全骨折など，判断の困難な症例では，図51-2のように最大吸気をさせて胸郭を拡大させることにより骨折部が描出しやすくなることもある．骨折部亀裂・crack が明確に確認されることも多い．このように呼気・吸気などを行いながらの観察もエコーのメリットである．

体　幹

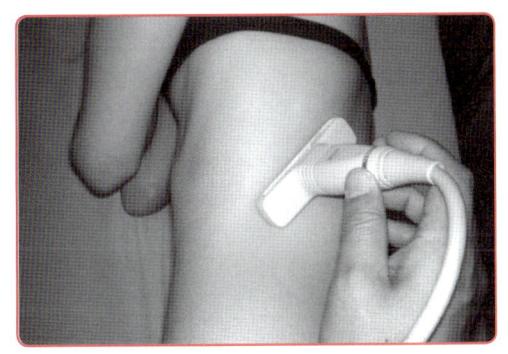

図 51-1　第 10 肋骨骨折長軸走査

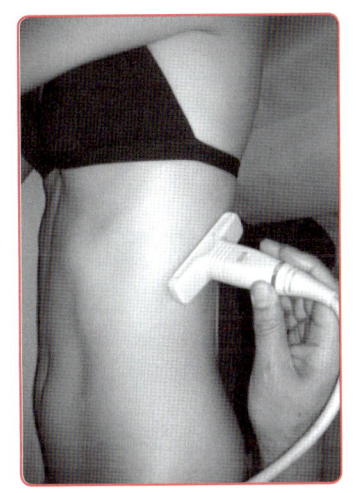

図 51-2

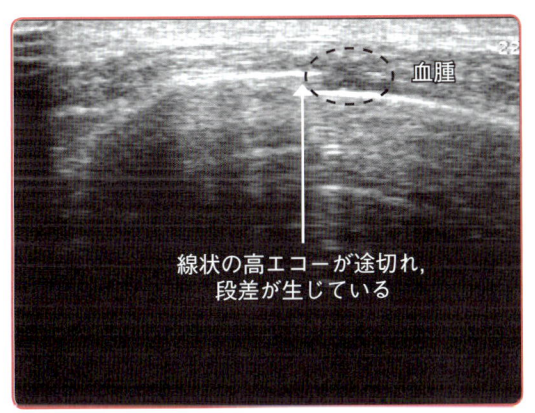

血腫

線状の高エコーが途切れ，
段差が生じている

図 51-3　第 10 肋骨骨折長軸像

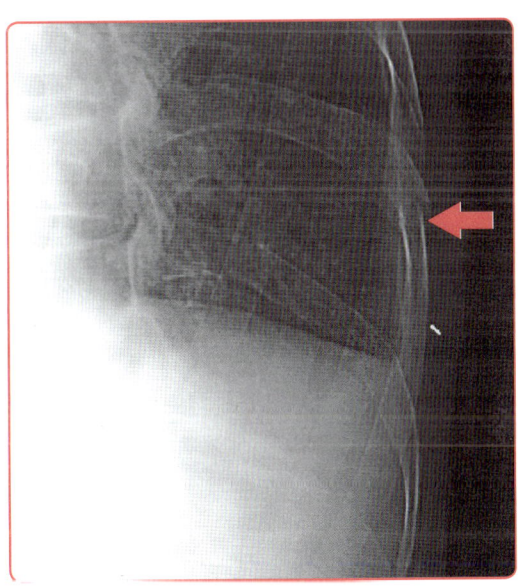

図 51-4　肋骨骨折 X 線像

145

52-① 体幹

脊柱起立筋損傷（1）

超音波観察のポイント

　腰部の超音波観察は観察する範囲が限定されており，詳細な徒手検査や各種テストによる判断が重要である．しかし，なんらかの炎症反応が出現することが多いので，その程度を確認することで施術方法や刺激方法を決定する．一般的には，筋損傷や椎間関節損傷を主に確認することが多い．

プローブ走査

　図52-①-1は，腰部脊柱起立筋の長軸走査である．筋肉損傷・筋膜損傷，そして椎間関節部を観察できる．また，プローブを正中に移動させれば，棘突起や棘間靱帯，棘上靱帯なども観察可能である．

症例 52-①

45歳・男性．荷物を移動させようとして腰・右殿部を痛めた．

■臨床所見

　体幹を伸展すると痛みがあり，やや制限を認める．咳・くしゃみによって疼痛は増悪する．右殿部に放散性鈍痛があり，L4-5左側に圧痛を認めた．神経学的所見は認められなかった．

■臨床所見

　腰部の健側長軸像（図52-①-2）と患側長軸像（図52-①-3）を示す．患側では最腸筋筋膜の不整像がみられる．そしてまた多裂筋にもかすかに炎症性の高エコー像が描出されている．またその上部にある最腸筋線維は部分損傷・断裂し，低エコー像を示している．やや表層の同筋線維が低エコー像であり，損傷を疑われる．筋膜とやや表層の損傷であることから表面的刺激も伝達しやすく，施術効果も出やすいと判断できる．早期に症状の緩和することがわかるのもエコー観察ならではの特徴である．

> **観察のヒント　腰部観察**
> 　臨床的に棘突起間は個人差があり，凹凸もあるため確実なことはいえないが，腰椎すべり症や椎間板狭小などを推測できることもある．

体　幹

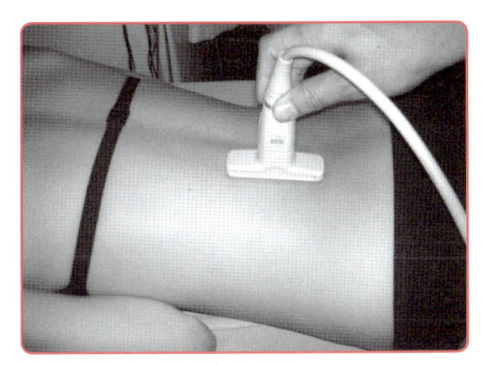

図52-①-1　腰部長軸走査

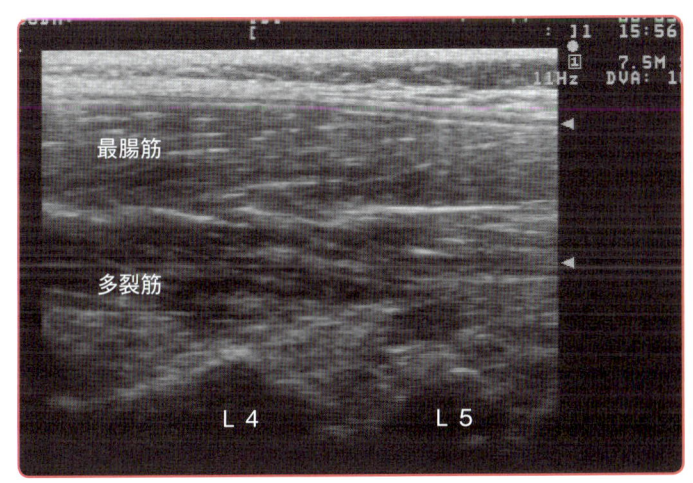

図52-①-2　L4-5 右健側長軸走査

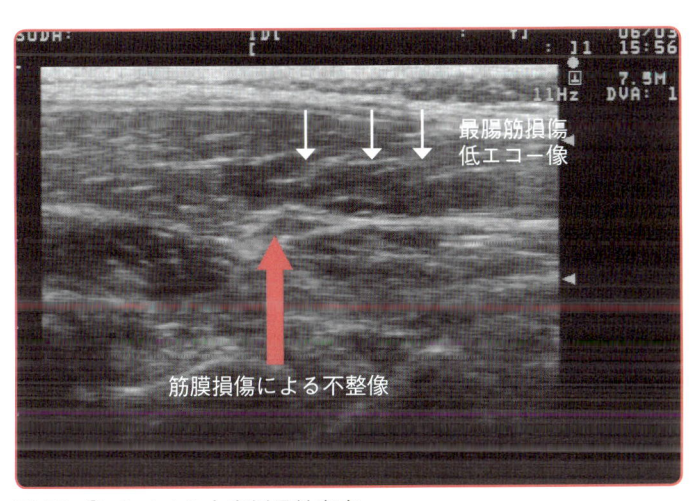

図52-①-3　L4-5 左患側長軸走査

147

52-② 体 幹

脊柱起立筋損傷（2）

超音波観察のポイント

　主に臨床所見を重要視しており，その上で腰部の状態を確認する．低エコー像・高エコー像をはじめとして，内部のエコー性状の整・不整をしっかりと把握することで，損傷程度も明瞭に判断できる．経過において，エコー性状の変化を時間的経過と照らし合わせ，その変化を認識することでエコー像の読影力が向上する．

プローブ走査

　図52-②-1はL4—5の短軸走査である．ある程度関心領域を確定して，エコー観察することが必要である．

症例 52-②

　52歳・女性．荷物を持ち上げようとして腰部を負傷した．負傷後3日経過して痛みは幾分緩和していた．

■臨床所見

　　理学的所見は特別にみられない．体幹前屈において腰痛を訴え，幾分左側に筋硬結・筋緊張がみられた．

■画像所見

　　図52-②-2は，左側脊柱起立筋（多裂筋）に高エコー域を認めるが，熱感などの所見はみられず，音響工学的には水分つまり血流量の低下と考えられる．外傷後，筋スパズムによる血行不全と推測される．

　　施術は，血流改善と筋緊張の緩和を目的に加療した．図52-②-3は6日後のエコー像であり，筋肉内高エコー域は消失し，全体的に低エコー像へと変化している．

■本症例について

　　負傷後のエコー像では，左多裂筋から最腸筋にかけて，高エコー像が認められる．たぶんstage 1程度の筋損傷と推測できる．負傷後，3日経過しているので，損傷程度は確定できないが，いずれにしても顕著な筋スパズムにより筋が収縮し，血流の減少つまり血液量の低下が高エコー像の原因と思われる．現在では，カラードプラを用いることで，筋断裂の程度が確認できる．筋部分断裂があれば，かならずカラードプラに反応して，血流の増勢がみられることが多い．今後は，ドプラを用いることにより，より損傷程度も把握でき，施術の方法などで選択肢が変わってくると考えられる．

　　施術後6日後のエコー像では，高エコー像からやや低エコー像へと変化している．同時に前屈痛も緩和し，症状も改善している．筋スパズムは緩和し，血流量の増加による輝度変化だと推測される．

体　幹

>>> **観察のヒント** >>> 腰部エコー観察の限界と工夫 >>>

　腰部の観察には，エコーによる判断・観察には限界があることを認識すべきである．徒手検査や問診・触診と併用することにより判断をする．そしてプローブについては，リニアよりもコンベックスによる観察の方が大きく角度を変えることができるため，内部エコーの状態を把握するのに便利である．周波数帯も深部に対応している利点もある．

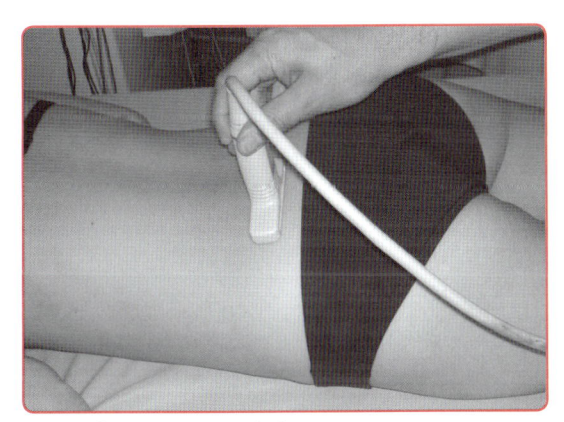

図 52-②-1　腰部短軸走査

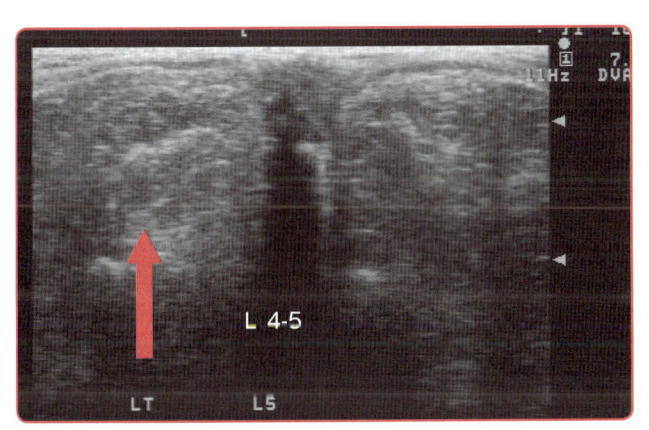

図 52-②-2　左脊柱起立筋損傷後の高エコー像

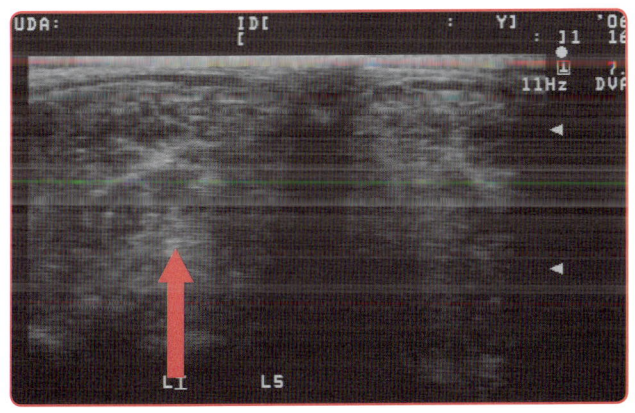

図 52-②-3　6 日後エコー像

149

参考文献

1）中村辰三,　増田雅保：柔道整復師のための超音波観察法．医歯薬出版，2003．
2）日本超音波骨軟組織学会 編：入門 運動器の超音波観察法．医歯薬出版，2008．
3）坂井建雄,　監訳：プロメテウス解剖学アトラス 解剖学総論／運動器系．医学書院，2007．
4）辻本文雄：超音波医学辞典．秀潤社，2000．
5）鳥巣岳彦,　国分正一：総編集標準整形外科学（第9版）．医学書院，2005．

索　引

ア
アキレス腱……………………………………127
アキレス腱炎…………………………………127

エ
エラストグラフィー……………………12,75
遠位端部骨折………………………………… 50

オ
オスグッドシュラッテル病………………100

カ
カラードプラ…………………………………148
下前腸骨棘裂離骨折………………………… 62
下腿骨遠位端部骨折………………………116
下腿三頭筋外側頭肉離れ…………………111
下腿三頭筋外側部…………………………111
下腿三頭筋肉離れ…………………………111
仮骨性筋炎…………………………………… 72
顆上骨折……………………………………… 38
外顆骨折……………………………………… 38
外側骨折……………………………………… 66
外側上顆……………………………………… 40
外側上顆骨折………………………………… 38
外側ハムストリングスの肉離れ………… 74
外反ストレス………………………………… 45
滑液包………………………………………… 10
滑液包炎………………………………… 14,16
滑液包水腫…………………………………… 12
関節唇………………………………………… 25
関節小腫……………………………………… 00

キ
口蓋形成不全………………………………… 69
棘下筋腱板付着部…………………………… 6
棘上筋腱板…………………………………… 6
棘上筋腱板断裂……………………………… 6
棘上筋腱板付着部…………………………… 6
巨大血腫……………………………………… 79

ク
筋線維………………………………………… 74

ク
屈曲型骨折…………………………………… 50

ケ
脛骨疲労骨折………………………………108
頸部捻挫……………………………………140
肩回旋筋……………………………………… 6
肩回旋筋腱板断裂…………………………… 10
肩関節後方関節唇損傷……………………… 25
肩棘上筋腱板損傷…………………………… 6
肩鎖関節……………………………………… 2
肩鎖関節炎…………………………………… 2
肩鎖関節損傷………………………………… 2
肩峰下滑液包………………………………… 14
腱性マレット………………………………… 57
腱板…………………………………………… 14
腱板炎…………………………………… 14,16
腱内断裂……………………………………… 12

コ
股関節………………………………………… 62
股関節臼蓋…………………………………… 69
股関節臼蓋形成不全………………………… 69
広範囲断裂…………………………………… 10
後十字体靱帯付着部裂離骨折……………105
骨化性筋炎…………………………………… 72
骨性マレット………………………………… 57
骨性マレットフィンガー…………………… 57
骨折部血腫…………………………………116
骨粗しょう症………………………………… 66
骨端線部離開骨折…………………………… 50

シ
ジャンピング骨折…………………………108
指関節………………………………………… 54
指骨骨折……………………………………… 54
膝蓋骨………………………………………… 93

索引

膝蓋上包	96
膝蓋靱帯	86
膝蓋靱帯炎	86
膝蓋靱帯部分断裂	88
膝後十字靱帯損傷	105
膝 PCL 付着部裂離骨折	105
上前腸骨棘	60
上前腸骨棘剥離骨折	60
上前腸骨棘裂離骨折	60
上腕骨遠位端部骨折	38
上腕骨外側上顆炎	43
上腕骨大結節骨折	34
上腕骨内側上顆裂離骨折	41
上腕二頭筋長頭腱損傷	20
上腕二頭筋長頭腱部分断裂	22
進展型骨折	50

セ

脊柱起立筋損傷	146
石灰化	31
石灰性腱炎	18
石灰沈着性	18
石灰沈着性腱板炎	18
全層断裂	10
前距腓靱帯損傷	129
前膝蓋滑液水腫	93

ソ

足関節後側	126
足関節外側	126
足関節前側	126
足関節損傷	121
足底腱膜炎	137
足底腱膜	138

タ

ダッシュボード損傷	105
多裂筋損傷	141
大結節骨折	35
大腿骨外側顆	84
大腿骨頸部	66
大腿骨頸部骨折	66
大腿骨骨化性筋炎	72
大腿四頭筋損傷	79
第 5 中足骨基部骨折	135
第 6 頸椎圧迫骨折	142
第 10 肋骨骨折	144

チ

中間広筋挫傷	79
中節骨裂離骨折	54
中足骨	135
中足骨骨折	133
肘関節通顆骨折	38
肘内側側副靱帯損傷	45
長頭腱	20, 23
腸脛靱帯	84

ツ

突き指	54
通顆骨折	38

テ

テニス肘	43
定型的骨折	50

ト

徒手整復	51
橈骨遠位端部骨折	50
橈骨近位端部骨折	47
橈骨頸部骨折	47
動的観察法	54
動揺性	45
動揺性肩関節	29

ナ

内顆骨折	38
内側骨折	66

索引

ナ
内側上顆 40
内側上顆骨折 38
内側ハムストリングスの肉離れ 77

ニ
二次性変形性股関節症 69

ハ
ハムストリングス 74
ハムストリングスの肉離れ 74
半月板 103
半月板損傷 102

ヒ
腓骨 116
腓骨骨折 117
腓骨先端骨折 121,123
腓骨疲労骨折 124
腓骨螺旋骨折 116,119
微小断裂 127
表層断裂 6
疲労骨折 124,133

フ
不全断裂 10

ヘ
辺縁部骨折 50
変形性股関節症 69
変形性膝関節症 96

ヤ
野球肘 41

ユ
有痛性分裂膝蓋骨 91

ヨ
腰部エコー 149

腰部観察 146

ラ
ランナー骨折 108
螺旋骨折 116

ル
ルーズショルダー 29

ロ
肋骨骨折 145

欧文・数字
2分骨折 34
ATFL 129
ATFL 動揺性 131
Barton 骨折 50
Bennett 損傷 27
Chauffeur 骨折 50
Colles 骨折 50
friction syndrome 84
Hoffa 病 94
middle facet 6
multidirectionaly instabilty 29
Osgood-Schlatter 病 100
PIP 関節背側脱臼 56
Smith 骨折 50
step sign 144
superior facet 6

【著者略歴】

中村　辰三
- 1971年　同志社大学卒業
- 1973年　明治鍼灸柔道整復専門学校鍼灸科・柔整科卒業
- 1984年～1985年　明治東洋医学院専門学校校長
- 1990年～1992年　明治東洋医科大学サンフランシスコ校初代学長
- 1995年～2006年　明治鍼灸大学鍼灸学部・大学院及び保健医療学部教授
- 1995年～1998年　明治鍼灸大学学部長兼務
- 1999年　大阪大学より博士号を授与
- 2007年　森ノ宮医療大学保健医療学部教授・学部長兼副学長
- 2011年　森ノ宮医療大学名誉教授
- 2011年　宝塚医療大学教授

増田　雅保
- 1979年　関西大学卒業
- 1980年　関西鍼灸柔整専門学校柔整科卒業
- 1983年　関西鍼灸柔整専門学校鍼灸科卒業
- 1983年　増田整骨院開業
- 1983年～2000年　大阪医科大学麻酔科ペインクリニック実習生
- 2000年～2004年　大阪大学歯学部口腔解剖第2講座研究生
- 2003年　明治国際医療大学（旧明治鍼灸大学）非常勤講師

川村　茂
- 1996年　明治東洋医学院専門学校　第1鍼灸学科　卒業
- 2004年　明治東洋医学院専門学校　第2柔整学科　卒業
- 2004年　明治鍼灸大学医療技術短期大学部　助手
- 2007年　産業能率大学　経営情報学部　経営情報学科　卒業
- 2009年　東亜大学大学院総合学術研究科　人間科学専攻修了
  同大学院より修士（人間科学）を授与
- 2009年　明治国際医療大学　保健医療学部　講師
- 2010年　金沢大学医学部　医学系研究科（博士課程）在学中

運動器のエコー観察症例集　　ISBN 978-4-263-24286-5
2012年9月10日　第1版第1刷発行

著者　中村　辰三
　　　増田　雅保
　　　川村　茂

発行者　大畑　秀穂

発行所　医歯薬出版株式会社
〒113-8612　東京都文京区本駒込1-7-10
TEL. (03) 5395-7600(編集)・7616(販売)
FAX. (03) 5395-7603(編集)・8563(販売)
http://www.ishiyaku.co.jp/
郵便振替番号 00190-5-13816

乱丁・落丁の際はお取り替えいたします．　印刷・壮光舎印刷／製本・愛千製本所
© Ishiyaku Publishers, Inc., 2012. Printed in Japan　[検印廃止]

本書の複製権・翻訳権・翻案権・上映権・譲渡権・貸与権・公衆送信権（送信可能化権を含む）・口述権は，医歯薬出版㈱が保有します．

本書を無断で複製する行為（コピー，スキャン，デジタルデータ化など）は，「私的使用のための複製」などの著作権法上の限られた例外を除き禁じられています．また私的使用に該当する場合であっても，請負業者等の第三者に依頼し上記の行為を行うことは違法となります．

JCOPY ＜(社)出版者著作権管理機構　委託出版物＞
本書を複写される場合は，そのつど事前に(社)出版者著作権管理機構（電話03-3513-6969，FAX 03-3513-6979，e-mail: info@jcopy.or.jp）の許諾を得てください．